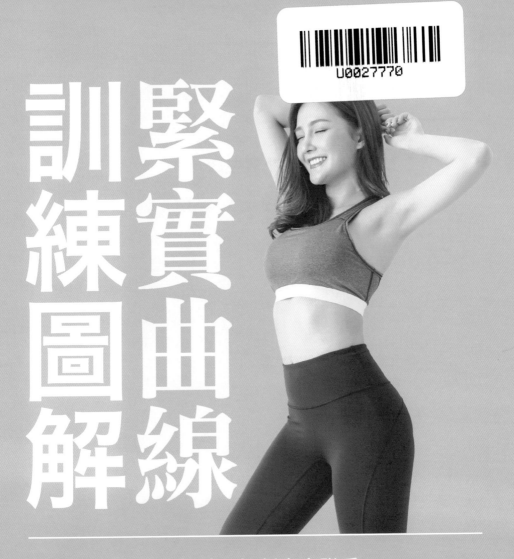

緊實曲線
訓練圖解

健身教練╳解剖專家聯手，
專攻四大難瘦部位，精準雕塑腰腹臀腿

尚皮耶·克萊蒙梭、弗雷德里克·德拉維耶 —— 著

黃明玲 —— 譯

目錄

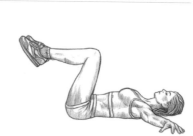

Part 2 消除腰部贅肉、減少脂肪
腰部肌力訓練

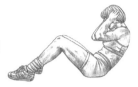

Part 3 緊實小腹、練出馬甲線
腹部肌力訓練

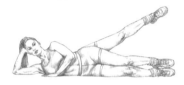

Part 4 打造迷人翹臀、消除馬鞍肉
臀部肌力訓練

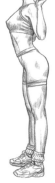

Part 5 緊實美腿、練出大腿縫
腿部肌力訓練

Part 6 設計個人專屬訓練計畫

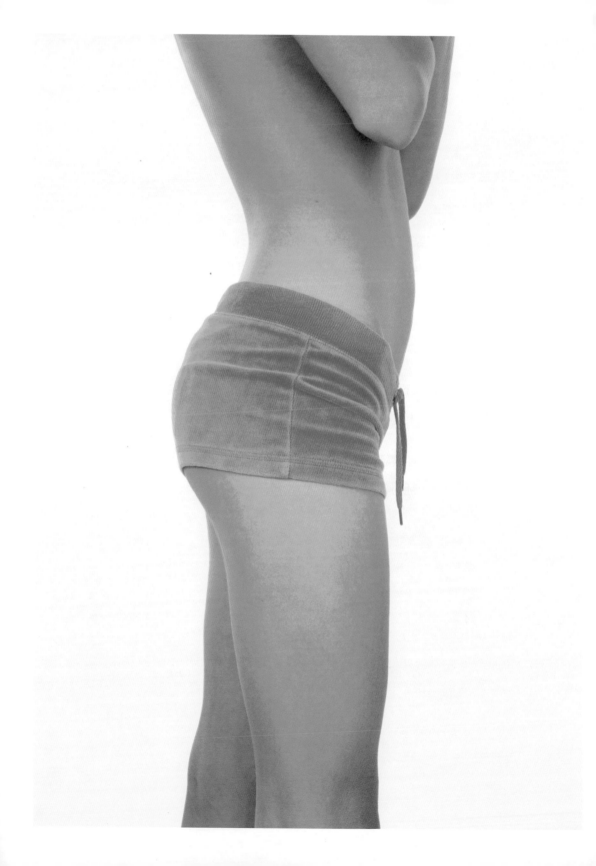

前言

所有女人都在意自己的身材，夢想擁有圓翹臀部和纖細腰身，偏偏這些「令人挑剔的部位」經常缺乏彈性，顯得又鬆又垮。

指導過許多國際明星的名健身教練尚皮耶‧克萊蒙梭，和運動解剖學的知名作家弗雷德里克‧德拉維耶，兩人結合各自擅長的專業訓練和知識，為渴望鍛鍊腹肌和臀肌的女性朋友，量身打造只要短短三個月就能緊實曲線的訓練計畫。

兩位作者針對身體不同部位的肌肉群設計訓練運動。每一種訓練都輔以真實照片和生動的解剖圖解說，讓你可以很快看出所要訓練的肌肉群。作者強調正確姿勢與呼吸的重要性，教導你每一種運動該做幾組，提出許多寶貴意見，確保讀者能正確且安全地運動，亦幫助你在訓練中調和呼吸，以期增加訓練效果和強化肌肉。

此外，本書將告訴你如何在心血管最不費力的情形下，有效供給訓練時所需的呼吸，這是絕對必要的。心臟是身體的發動機，心臟衰弱或功能不佳，便無法長時間維持體力。恢復體力的方法不論年齡，大家也許都一樣，但訓練計劃就要看每個人的能力而定。因此，同一種訓練有人一組做十下，有人可能十五下或二十下不等，都因人而異。

還有，必須注意加強全身的自由靈活度，因為不當使用肌肉會降低訓練效果，甚至可能導致受傷。

另外再提醒大家，能夠使你真正變瘦的並不是光靠運動，而是搭配均衡且適合個人生活形態的飲食才能效果顯著。停止節食減肥！本書將教導你學會如何吃，並按照個人消耗的能量和體力調整飲食習慣。兩位作者以專業教練和強化肌力專家的身分提出許多健康生活的訣竅與建議，讓讀者能夠快速掌握要訣，短短幾週就可將纖腰翹臀的緊實曲線手到擒來。

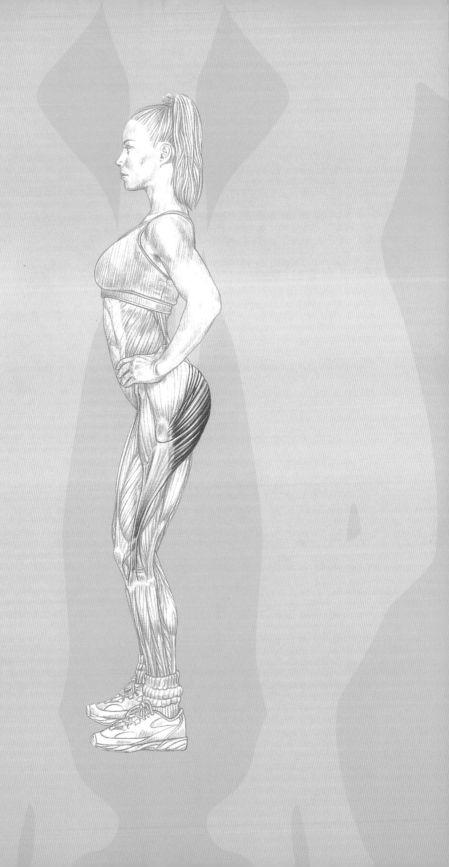

Part 1

只要三個月！

雕塑緊實曲線

破除減肥迷思！
國家級教練的 5 點專業意見

開始訓練計劃之前，請仔細閱讀以下五點寶貴的專家意見，以建立良好基礎、掌握三個月內達到緊實曲線的成功之鑰。

① 動機是決勝關鍵

臃腫肥胖的身材令你感到渾身不自在，甚至動作遲緩，多麼希望自己曲線緊實健美。但這是為了討人喜歡，或是想要重新好好對待自己？女人常會在某天突然一個觸發點，或猛然覺醒開始督促自己運動。除了基於追求身體健康和美感，勞累、壓力、焦慮，甚至沮喪也是常見的原因。 運動方法有很多種，但無論是為了改善生活品質或雕塑身材，你的動機將是運動的原動力，也是鍛鍊的樂趣。加上付出的努力、看得到的成果都能使你鬥志燃燒。然後你會感覺愈來愈輕鬆、更有活力，不再動不動就氣喘吁吁，最後為了真正瘦下來並繼續保持健美，會驅使你努力不懈地持續健身。你將不是一天量一次腰圍，而是時時刻刻亟欲知道自己戰鬥的成果，而周遭的人都將注意到一個全新又充滿活力的你。決定開始健身，就像選擇一種新的生活模式，你必須打破以前的習慣，抽出時間前往健身房，或按照本書指示在家健身。此外必須重新檢視自己的飲食，因為飲食不均衡，身體絕不可能健康，且還必須戰勝壓力、調節肌肉張力和關節⋯⋯。不過請放心，隨著付出的努力和所獲得的成果，你肯定動力大增，意志日益堅定！

一週應該健身幾次？

當然，一週要花多少時間來健身，首先必須考慮到你的工作和行程表。要知道，即使一星期只能健身一次，也比完全沒有來得好。通常一星期應該至少健身兩次，三次則是理想次數。不過若一開始就精力旺盛火力全開，那你可要收斂一下，因為很多人一開始鍛鍊過頭，造成過度疲累，反而很快動力下降。所以應該適度拿捏，最好是漸進式地朝目標前進，以達到預期的效果。最後一個重點：每次訓練至少間隔一天，身體才有充分時間恢復疲勞。

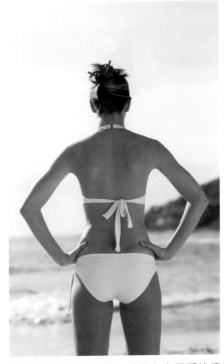

找出減肥的真正動機，才能努力不懈持續戰鬥。

② 重塑身材永不嫌晚

有些女人一輩子都討厭運動，到了三十幾歲才開始健身，她們常問同樣的問題：「我現在鍛鍊肌肉不會太晚嗎？」。答案是：「不會」，因為即使以前很少鍛鍊肌肉，但肌肉畢竟一直在我們身體裡，他們在等待機會發揮最佳實力！所以哪怕已經這麼多年都沒有運動，不要猶豫，現在就開始，展開你的健身之路！

肌肉鬆弛無力會令身材鬆弛走樣。由於皮膚具有伸縮性，自然會跟著肌肉改變形狀；當肌肉愈鬆弛，皮膚的支撐力就愈下降……隨著歲月

增加，皮膚便失去彈性。因此我們必須先鍛鍊出強健的肌肉，或是「再製造」肌肉。然而愈晚開始鍛鍊，要達到肌肉緊實的過程就愈漫長而困難。舉例來說，六十歲的人需要兩三年才能重新鍛鍊出強健的三頭肌，三十歲的人卻只要一兩個月就足夠了。所有到了五十歲，後悔自己年輕時沒有好好運動的朋友，我要告訴你們一件事：即使到了七十歲，還是可以訓練肌肉！所以現在就動起來，讓我看到你們流汗喘氣！但要注意，你的訓練計畫一定要符合自己的年齡和體能。

　　我的學生有些已經七十歲、七十五歲，甚至八十歲。他們有人一輩子都在運動，也有四十歲才開始的，現在也都持續定期健身。不過即使本人感覺自己精力旺盛，我絕不會要求他們一次做三十個伏地挺身，因為心臟已無法負荷某些運動的強度。告訴大家我的一位學生的小故事，他七十歲，定期上我的健身課。他本來一直都有打網球，後來因為嚴重背痛放棄了好幾年。三年前到了我這裡，我教他開始做一點臀肌、背肌和腹肌訓練，現在他不但能夠重新打網球，甚至還打敗以前比他強的隊友！你可以想像他有多開心！他跟我說「我讓自己又年輕了一次」。其實他在之前超級畏懼肌肉訓練！後來這些健身運動，以及從中得到的健康幸福改變了他的心態。如今他不僅肌肉強健，骨骼也因為健身運動變得更加強固。

在家健身的好處

　　在家健身好處多多。首先，方便（節省時間，彈性調整時段）又經濟，為你省下加入運動中心的昂貴報名費。好好利用這本書和書中專業教練的建議，你會發現在家健身效率佳。專注力更集中，訓練快速有效。

　　在這裡給大家一個小小的建議：即便你是對著鏡子在做運動，請記得錄影，因為觀看錄影影片，可以讓你清楚知道自己每一個動作的優缺點，如此一來可以自我糾正加以改善。

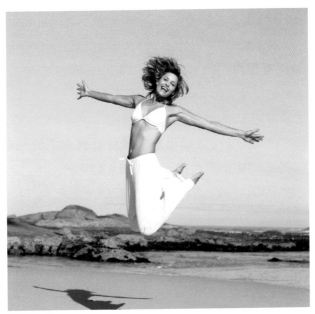

設計符合自己年齡和體能的訓練計畫，保持健康活力與正向心態！

③要運動，才健康！

　　相信你的家庭醫生也會建議你做一些運動訓練心臟功能以促進血液循環，以及保養全身。不做運動就不會有健康平衡的生活，這是不容忽視的，不運動甚至有罹患心血管疾病的風險，體重過重也會增加罹患糖尿病的機率。一個人倘若完全不運動，那麼在三十五歲到七十歲之間將會流失四分之一的肌肉，因此若能定期鍛鍊，就可以增強耐力、不易疲倦。規律的肌肉訓練可以使身體結實有力，維持身心健康。防止體重過重和保持不斷活動也是長壽的祕訣。

④ 傾聽你的身體

　　我必須強調本書的肌肉訓練僅適用於沒有特殊問題且適合運動的人，書裡的訓練主要是針對背部疼痛、肌肉和關節緊張的人設計。

　　我們的身體機制是如此的完善，在毛病發生之前總會發出警訊提醒我們，只可惜，我們不知道（或不願意）解讀這些警訊。肌腱受傷可以讓我們三個星期都動彈不得，然而其實早在此前肩膀便已陣陣劇痛，但我們不放在心上。每次腰痛前，身體也有發出信號，但我們常常選擇斷然忽略。所以，你必須試著傾聽身體，弄清楚每一個細微疼痛的原因。肌肉攣縮或神經發炎都可能造成持續疼痛。健身時如有疑慮，應停止訓練並請教醫生。請注意，對身體疼痛的部位或是緊繃的肌肉群進行肌肉訓練，那是非常危險的。要知道當你感覺身體僵硬緊繃，肌肉也是緊縮且充血的，假如這時候鍛鍊強化肌肉，只會徒增肌肉纖維的緊縮和壓力。在訓練肌肉之前，必須先做伸展運動以放鬆四肢並擴張肌肉。直到恢復身體的靈活度，再開始健身訓練。

　　我本身特別注意身體傳遞給我的信號。最近有一次我感到肚子部位隱隱作痛，雖然一向對自己的身體狀況很清楚，但還是沒有辦法明確釐清原因，於是我立刻去做超音波，才發現原來是因為過度訓練，造成腹肌的肌纖維輕微撕裂。這是典型的「運動過度」，常發生在訓練結束時，因身體過度消耗而產生的不良反應。所以現在你也明白，就算是我這樣訓練有素的教練，也免不了犯下這種過錯！

⑤ 運動使你美麗動人

　　減輕體重不能只靠運動。雖然規律運動是保持腰身纖細和雙腿輕盈的最可靠方法，但第一次健身或肌肉訓練後馬上就衝去秤體重是沒有用的，結果很可能讓你失望！大家必須要知道——我也每天對那些洩氣的健身學員一再重複提醒——運動不會減輕體重，飲食才是控制體重的關鍵。學員經過一個月的訓練，會發現自己的外觀毫無改變，我告訴他們沒有奇蹟，除非你訓練超過兩個月，而且每星期訓練 2 ～ 3 次，才會看到顯著的改變。

　　請放心，透過定期的有效訓練脂肪會轉化成肌肉，但可別被體重機搞糊塗了，因為事實上肌肉比脂肪更重！這就是為什麼開始運動後，身材顯得更加纖細緊實，體重卻完全沒變、甚至增重！別忘了，適應運動的時間因人而異，即使兩個同樣年齡的人做同樣的訓練，訓練的密集度一致，他們身材改變的形態不見得會一樣、速度和方法也都不一樣。

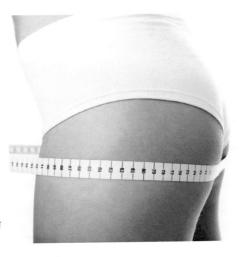

肌力訓練無法速效反映在體重計數字上，
但假以時日就會發現，身形已經悄悄開始
變化。

緊實曲線的基礎飲食計畫

在探討體形和身體情況相關問題，還有重新雕塑身形的健身運動之前，我先要強調飲食均衡的重要性。事實上，若平日飲食缺乏健康，身體就不可能健康有活力。我不會列出「禁忌食物」清單，沒有這樣東西。同樣地，我不會建議任何節食方法，因為我們的身體需要糖和脂肪，我們只要在某些時刻保持理性即可。飲食健康簡單說就是「每樣都吃一點點」，但也不是如此簡單而已。為了避免過於嚴苛的飲食控制損害身體器官及引起新陳代謝失調，大家必須傾聽身體發出的訊息和需要，學會根據年齡和從事的活動來調整飲食。

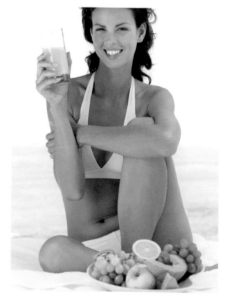

參考營養規則，控制每天的營養素攝取量。

掌握營養攝取規則

認真思考你的飲食和三餐

請注意，隨著年齡增加，身體的反應方式和以前不一樣，過去一再提及卻遭忽略的飲食健康和適度運動，這時候成為維持曲線緊實的必要條件。

　　事實上身體的新陳代謝系統會在三十歲之後開始轉變，消化功能隨之改變，這項特點在女性的身上尤其明顯。負責分泌消化液的細胞，逐漸減少分泌，導致食物的吸收變得比較緩慢和困難。因此，你必須要認真思考自己的飲食和三餐，例如減少攝取過於油膩又難消化的食物，特別是在晚上。我們常做出和身體所需相悖的行為，像是每日三餐吃得愈來愈油膩。該如何打破這種壞習慣，稍後我將提供大家幾點簡單又好記的基本規則。

每天所需營養攝取量和熱量

男　性		女　性	
輕度活動	2400 卡 / 天	**輕度活動**	2000 卡 / 天
蛋白質	90 公克	蛋白質	75 公克
脂質	90 公克	脂質	75 公克
醣類	310 公克	醣類	250 公克
一般活動	3000 卡 / 天	**一般活動**	2300 ～ 2500 卡 / 天
蛋白質	100 公克	蛋白質	90 ～ 95 公克
脂質	90 公克	脂質	90 公克
醣類	450 公克	醣類	330 公克
大量活動	3500~4500 卡 / 天	**大量活動**	3000 ～ 3500 卡 / 天
蛋白質	110 ～ 120 公克	蛋白質	100 ～ 110 公克
脂質	95 ～ 115 公克	脂質	90 公克
醣類	470 ～ 800 公克	醣類	470 ～ 580 公克

輕食菜單範例	
一天攝取總熱量：1605 卡	
早餐：510 卡	
一杯咖啡或茶	0 卡
（加一塊方糖）	20 卡
兩片抹果醬麵包＋低脂奶油	360 卡
一個原味優格	65 卡
一杯柳橙汁	65 卡
午餐：400 卡	
一片蒸魚或烤魚（100 克）	90 卡
新鮮蔬菜（100 克）	25 卡
生菜沙拉＋低脂油醋醬	45 卡
乳酪（30 克）	110 卡
一份烤布丁	130 卡
晚餐：695 卡	
法式生菜開胃菜（150 克）	165 卡
馬鈴薯煎蛋（2 顆蛋＋50 克馬鈴薯	195 卡
生菜沙拉＋低脂油醋醬（10 克）	45 卡
一份羊乳酪（40 克）	190 卡
10 % 脂質的白乳酪（＋相當於兩塊方糖的食物）	100 卡

油膩菜單範例	
一天攝取總熱量：4310 卡	
早餐：830 卡	
一杯咖啡或茶	0 卡
（加一塊方糖）	20 卡
一個法式牛角麵包	205 卡
兩片抹奶油麵包	400 卡
一杯柳橙汁	65 卡
水果優格	140 卡
午餐：1850 卡	
一個酪梨	360 卡
一片牛排（140 克）	310 卡
一份馬鈴薯薯條（140 克）	560 卡
一份羊乳酪（40 克）	190 卡
兩球香草冰淇淋	230 卡
兩杯紅酒	200 卡
晚餐：1630 卡	
兩片魚子海鮮醬抹吐司（100 克）	400 卡
一盤肉類冷盤	550 卡
焗烤馬鈴薯千層派（130 克）	230 卡
一杯紅酒	100 卡
生菜沙拉＋油醋醬（10 克）	75 卡
甜點水果派	274 卡

身體活動時的能量消耗

身體在大量活動時，例如長時間的高強度健身訓練，體內細胞所需能量大部分從脂肪組織吸收，也就是從皮下脂肪吸收。

一旦運動強度增加，肌肉需要更多燃料才能行動，便會開始燃燒碳水化合物，脂肪量也同時在減少。持續運動 30 ～ 40 分鐘後，身體會自動從體內儲存的脂肪吸收運動所需能量。

當心運動後的飢餓感

你可能發現運動過後經常感到飢餓。事實上，這是因為在運動後新陳代謝增加，身體開始鬆懈，肌肉跟著放鬆，儲存在體內的碳水化合物被消耗掉，於是產生了飢餓感。

這時候千萬不可以來一杯多糖飲料或是高熱量蛋糕。如果沒辦法等到用餐時間，那麼先吃一兩種略帶酸性的水果、零脂肪白乳酪或低卡優格。能量棒也不錯，它可以讓你有飽足感，又不會攝取過多卡路里。至於能量棒的口味選擇，蘋果或穀物比水果乾或巧克力更理想。

補充五大能量營養素

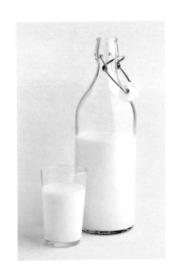

我們的身體要保持健康需要燃料。食物裡的蛋白質、醣類、脂質是提供身體能量的主要營養素。

蛋白質（或胺基酸）

蛋白質依據其胺基酸結構，組成不同的蛋白質。蛋白質的主要成分為碳 、氧、氫

水果分類表			
酸性水果		**略酸性水果**	
柑橘	10 卡	杏子	22 卡
檸檬	20 卡	草莓（100 公克）	35 卡
葡萄柚	40 卡	覆盆子（100 公克）	40 卡
柳橙	50 卡	桃子	45 卡
黑醋栗（100 公克）	41 卡	蘋果	52 卡
鳳梨（100 公克）	54 卡	梨子	60 卡
		酸葡萄（白葡萄，100 公克）	70 卡
甜水果		**含澱粉水果**	
芒果（100 公克）	64 卡	李子	26 卡
甜蘋果和甜葡萄（麝香）	70 卡	香蕉	90 卡
櫻桃（100 公克）	77 卡	栗子（100 公克）	180 卡
新鮮無花果	80 卡	蜜棗和蜜餞	300 卡
瓜類			
甜瓜（100 公克）	27 卡		
西瓜（100 公克）	30 卡		

加強瘦腰效果的飲食法

　　低碳水化合物飲食法對瘦腰最具效果。實際上，糖和酒精最容易使腰部囤積脂肪。因此麵包、麵食、米、甜品、糕餅等皆不宜多食。尤其是碳酸飲料要特別當心，因為不但含糖，還有咖啡因。咖啡因確實會促進糖份的吸收，既損害健康又容易肥胖；相反地，不含咖啡因的咖啡會降低碳水化合物的吸收，更適合餐後飲用。

和氮。每個分子含有約三十種不同的胺基酸。若沒有蛋白質，就沒有生物：因為蛋白質是構造身體的重要營養素，負責修復和保養細胞，並幫助身體正確吸收醣類和脂質。

細胞無法自行製造蛋白質，因此必須從食物中攝取以提供身體這項必要營養素。實際上蛋白質對於真皮成纖維細胞是不可或缺的營養素，成纖維細胞能產生膠原纖維，以形成真皮組織最基本的彈性物質。蛋白質大部分存在於下列食物當中：紅肉、家禽肉、豬肉食品、乳製品、乳酪、蛋、魚和貝類。蛋白質提供能量亦含熱量，所以攝取蛋白質的同時，宜減少糖份和脂肪的攝取量。

當蛋白質攝取量超過身體所需，過多的蛋白質就會經由氧化過程轉變為脂肪。蛋白質分為纖維狀蛋白質和球狀蛋白質兩大類，纖維狀蛋白質不可溶解，是體內許多組織的結構基礎，如毛髮、皮膚、肌肉、肌腱和軟骨。而球狀蛋白質可溶解，並啟動激素的生化反應，如生長激素和抗體。

脂質（脂肪酸）

脂質基本上由碳、氧和氫組成。主要來源是動物或植物的脂肪體，含數種維他命，例如維他命 A、B 和 E。燃燒脂質可以供給身體能量，產生熱量維持人體體溫，並在發酵過程中作為人體某些元素的溶劑。攝取果多動物性或植物性脂質無法避免膽固醇增加，經過一段時間，則會引起體重過重的問題。含有動物脂質的食物如下：奶油、混合動物油的人造奶油、蛋、生乳酪和熟乳酪、優格、豬肉食品、牛奶、魚、紅肉等，而含植物脂質的食物有：麵、豆類、堅果、杏仁、麵粉、麵包及植物油。

脂質分成兩種，一種是「飽和脂肪酸」，呈固態形式，像是豬肉食品、乳製品、蛋 等；另外一種是「單元不飽和脂肪酸」，所有在常溫不會固化的油脂皆屬這一類，包括植物油、魚油、酪梨油和橄欖油。

最後，大家必須要知道膽固醇是一種脂質，食物裡沒有所謂的「壞膽固醇」，只有在身體虛弱新陳代謝較差時，體內器官才會製造出壞膽固醇，因此必須節制攝取以下食物：蛋黃（煎蛋時可用兩個蛋白搭配一個蛋黃）、動物內臟、奶油、豬肉食品和高脂乳酪等。

醣類

這類物質主要是糖，醣類和脂質一樣，也是由碳，氧和氫組成。醣類是一種能量營養素，當身體密集運動時，醣類可以增強耐力。食物裡面所含的醣類，依其被體內器官吸收和燃燒的速度，可分成：

▶ **快糖／簡單碳水化合物**：在體內吸收速度快，例如水果、果醬、糖果、糕點、蜂蜜和蔗糖等。

▶ **慢糖／複合碳水化合物**：以澱粉為基礎，例如含澱粉物，要經過數個小時才能完全吸收，其作用就像真正的碳氫燃料，存於下列食品：馬鈴薯、碗豆、扁豆、麵、米、麵包等。

超過身體所需的剩餘糖份，以糖原的形式儲存於肝臟和肌肉，並在細胞形成脂肪。醣類攝取過多會造成熱量太高，導致新陳代謝紊亂，即肥胖、糖尿病、消化不良的問題和齲齒等。

維生素

維持身體機能正常需要維生素。維生素幫助食物轉化成人體可利用的能量。

✿ 最佳來源 → 成人建議攝取量

維生素 A：生長維生素，主要益於視力、皮膚、頭髮、強固牙齒和骨骼。預防肺黏膜、消化道和泌尿道的感染。

✿ 奶油、牛奶、乳酪、蛋黃、小牛肝、魚、菠菜、生菜、胡蘿蔔、杏子、甜瓜、所有莓果。

→ 12 毫克／天

維生素 E：防止軟骨症及抗老化。

❀ 奶油、葵花油、橄欖油、蛋黃、油脂豐富的魚、玉米、小麥、核桃、杏仁、榛果、麵包。

➜ 20 毫克／天

維生素 F：賦予組織彈性並促進腸道功能。

❀ 小麥胚芽和葵花油。

➜ 2 至 6 毫克／天

維生素 K：絕佳止血劑。幫助血液凝結。

❀ 菠菜、馬鈴薯、水果、捲心菜、番茄、植物油、肝臟、優格、蛋黃。

➜ 4 毫克／天

維生素 PP：維持細胞機能正常。防止消化系統疾病和皮膚乾燥脫水。

❀ 鮭魚、番茄、堅果、小麥胚芽、牛肉。

➜ 15 毫克／天

維生素 B1 和 B2：有益於神經系統和細胞。維他命 B1 協助糖和脂肪進行轉換。維生素 B2 美化肌膚。這兩種維生素增強身體對外的抵抗力，例如寒冷、疲倦……和壓力！

❀ B1：肝、豬肉、櫻桃小蘿蔔、蛋黃、蔬菜、乾燥水果。
❀ B2：魚、穀物、李子乾、菇類。

➜ 1 至 2 毫克／天

維生素 C：真正的萬靈丹！維生素 C 幫助恢復疲勞、調節鈣質吸收，協助骨骼生長和增強免疫力。有利腎上腺合成應激反應激素。還能夠強健牙齒、牙齦、韌帶、血管並促進傷口癒合。

❀ 柑橘類、蘋果、梨子、奇異果、草莓、葡萄以及所有新鮮蔬菜、沙拉、青花菜、捲心菜、水田芥、歐芹、紅色甜椒（維生素 C 含量非常豐富）。

➜ 70 毫克／天

維生素 D：防止骨骼中的鈣質流失。因此對於骨架構造非常重要。防止軟骨症效果佳。

❀ 海鮮類、魚、奶油、牛奶、蛋黃。

➜ 1 至 2 毫克／天

礦鹽和微量元素

含礦物質的鹽和微量元素，即使極為微量，對於體內新陳代謝的平衡都非常重要。此兩者雖僅佔人體質量的百分之一，但都關係到體內器官的化學反應。攝取來源主要是食物和礦泉水。只要缺乏其中一樣微量元素，都會破壞你的能量平衡，迫使你的身體轉而從別處消耗能量。你很可能會在大白天突然間感到疲倦，極為困頓乏力或鬆弛癱軟。

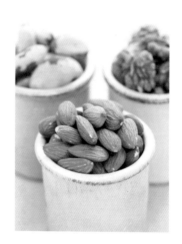

☼ 對身體的作用　※ 最佳來源　✖ 副作物和毒性　→ 成人建議攝取量

磷：影響骨骼形成。

☼ 醣類、蛋白質、脂質的新陳代謝、生長、組織的修復與保養、能量的產生、肌肉收縮作用。

※ 乳製品、乳酪、蛋黃、米、扁豆、黃豆、四季豆、杏仁、堅果。肉類、魚、家禽肉品、蛋、全穀類、含油種子。

✖ 無

→ 1000 至 3000 毫克／天

鈉：人體血液和細胞外液的重要元素。體內水份平衡和調節血壓的必要元素。

☼ 維持細胞區室每一側的水平衡良好、肌肉收縮、神經衝動的訊號傳導、溶解血液中的其他離子。

※ 所有食品。

✖ 水腫、高血壓。

→ 5 毫克／天

鈣：強固牙齒和骨骼（99 % 的鈣位於該部位），與細胞膜滲透性關係重大，影響血液凝固。保護韌帶和關節，神經控制肌肉收縮的訊號傳導。

✪ 組成人體架構、影響生長和肌肉收縮，以及神經衝動的訊息傳導。

✳ 礦泉水、乳製品（僅限於人體可吸收的鈣質來源）：牛奶、優格、白乳酪、乳酪。

✘ 部分組織過度鈣化，便祕、礦物質吸收不良。

➔ 1000 毫克／天

鉻：確保新陳代謝過程中糖和脂肪的穩定。
維持體內良好平衡不可或缺的元素，但僅需攝取極微量，否則可能產生毒性效果。

✪ 確保糖和脂肪正常代謝。

✳ 啤酒酵母、玉米油、全穀類、肝臟、肉類。

✘ 腎臟和肝臟疾病。

➔ 2 至 3 毫克／天

鉀：調節血壓，影響動脈裡蛋白質和醣類的化學作用。此金屬常見於鹽，對人體電解質平衡非常重要。

✪ 維持細胞區室每一側的水平衡良好、生長正常、肌肉收縮與神經衝動的訊號傳導、參與葡萄糖與糖原的轉化、從胺基酸合成肌肉蛋白質。

✳ 馬鈴薯、巧克力、香蕉、水果、蔬菜。

✘ 心臟不適。

➔ 2.5 至 3.5 毫克／天

碘：保健視力和皮膚。

✪ 產生能量、幫助生長、促進新陳代謝。平衡甲狀腺的重要元素。

✳ 海鮮和菇類。定期食用加碘海鹽即可滿足人體所需。

✘ 攝取過多易造成甲狀腺機能亢進。

➔ 100 毫克／天

鐵：血紅蛋白 * 的必要組成元素。

提升肌肉運動能力及強化心肌。幫助排除體內毒素。體內缺乏鐵會造成疲倦感、暈眩或貧血。

* 血紅蛋白是紅血球的蛋白色素，紅血球負責運輸血液中氧氣。

✪ 將氧輸送至身體組織以提供能量，有助於輸送氧氣的紅血球形成。

✱ 肝、香腸、牡蠣、瘦肉、海鮮、內臟、牛肉、羊肉、蛋、新鮮蔬菜、菠菜、歐芹、小麥、黃豆。

✘ 高劑量會產生毒性和氧化。消化不良、有礙肝臟、胰臟和心臟活動。

→ 12 毫克／天

鎂：肌肉鬆弛劑。放鬆肌肉，利於神經衝動的傳導（整體神經纖維束導向身體某一個相同部位）、恢復細胞活力、保護心臟組織。

✪ 醣類和蛋白質的代謝、肌肉神經的收縮。

✱ 豆類、海鮮、可可、乾果、特定礦泉水（如 Badoit，Hepar 和 Contre✕ 品牌）、全穀類、甜菜、糕點、杏仁、燕麥。

✘ 攝取過量會發生鎂中毒。

→ 男性 400 毫克／天
　女性 350 毫克／天

鋅：是生長和促進器官發育良好的重要元素

✪ 有效幫助燒傷及傷口的癒合。調節蛋白質與荷爾蒙的活性。生長、生殖和神經系統的必要元素。

✱ 貝類，尤其是牡蠣、魚、豆類、新鮮蔬菜、小牛肉和火雞肉、小麥胚芽、全穀類、堅果類、榛果、黃豆、小牛和羊的肝臟；果糖有助於鋅的吸收。

✘ 攝取過量會造成體內缺乏銅以及血液中膽固醇升高。

→ 10 至 15 毫克／天

幫助小腹平坦的膳食補充劑

有些膳食補充劑能夠減少腰部局部脂肪的囤積，如支鏈氨基酸（BCAA）和鈣。

BCAA 能補充三種主要的必需胺基酸（白胺酸、異白胺酸、纈胺酸），這三種氨基酸占肌肉蛋白質的三分之一。然而，我們的身體無法自行合成必需胺基酸。僅能靠攝取食物或補充劑才能獲得身體需要的支鏈胺基酸。支鏈胺基酸有助於強健肌肉，防止脂肪囤積，刺激生長激素分泌（抗脂肪），促進分泌抑制食慾的激素（瘦素），減輕健身或飲食控制期間身體和心理的疲勞。支鏈胺基酸呈高濃縮蛋白形式（乳清、酪蛋白……），有粉末、膠囊和錠劑等不同形態。

鈣質是一種礦物質，常含於乳製品。鈣對於骨骼生長極為重要。最近的科學研究顯示，鈣有增加肥胖的作用。在控制飲食期間，身體對鈣的需求增加，人體無法自行滿足。解決之道便是膳食補充劑，因為即便是控制飲食菜單中的乳製品，也會增加卡路里的吸收量。鈣的需求隨年齡層不同而改變（青少年 1.3 克／天；成人 1 克／天；五十歲以上 1.3 克／天）。最好是晚上攝取三分之二的鈣所需量，早上攝取三分之一，每天最高攝取量不得超過 2.5 克。

有效鍛鍊臀肌 & 腹肌

　　鍛鍊腹肌與臀肌可以讓你甩掉肚子上難看的「游泳圈」，還有大腿外側惱人的「馬鞍肉」，然後雕塑出勻稱的曲線。在此要談的是開始訓練計畫之前必須知道的常識，如此才能達到預期的效果。

雕塑渾圓水蜜桃臀

　　從美學上來說，優美臀型是好身材的必備條件。圓翹臀型總是吸引人們的目光。利用我們的臀肌訓練，你就能雕塑出渾圓翹臀的完美曲線。

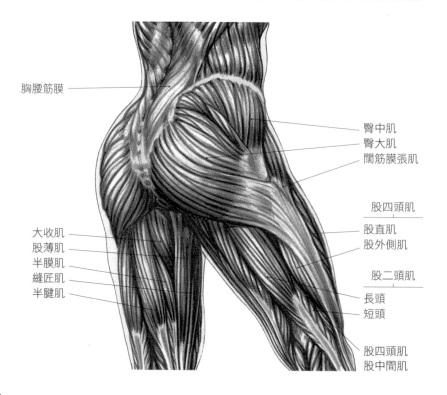

胸腰筋膜

臀中肌
臀大肌
闊筋膜張肌

股四頭肌
股直肌
股外側肌

大收肌
股薄肌
半膜肌
縫匠肌
半腱肌

股二頭肌
長頭
短頭

股四頭肌
股中間肌

解剖結構

　　臀部由數塊肌肉組成。
每塊肌肉都有特定的功能並影
響臀型的渾圓度。

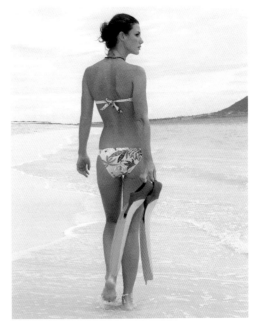

緊實臀部，自信穿上比基尼！

> ▶ 臀大肌是人體最大且
> 最有力的肌肉。它是
> 臀肌的主要部分。此
> 部分肌肉緊實，是翹
> 臀的關鍵因子。
> ▶ 臀中肌是位於側面的
> 外展肌。此部分肌肉
> 結實，就能使上臀部
> 緊實，呈現從上而下
> 瞬間收縮的優美腰

線，勾勒迷人曲線。在側抬練習中幫助髖關節伸展。

> ▶ 臀小肌也是一種外展肌，位於深層，就在臀中肌下面。當臀小肌
> 不夠緊實，便會囤積脂肪，形成常稱的「馬鞍肉」。

臀肌的角色

　　臀部由大量的脂肪和肌肉組成，該部位肌肉統稱為「臀肌」。當我
們快速走動，臀肌的運動量僅次於被稱作「膕繩肌」的大腿肌肉群。當
我們緩慢行走時幾乎不會用到臀肌，不過一旦加快步伐，就會開始鍛鍊
臀肌。

增強訓練效果的訣竅

▶ 迷人的翹臀是每個女人的夢想，要擁有它，必須定期運動並攝取均衡的食物。事實上，為了使局部肌肉訓練更見成效，還必須搭配飲食控制。建議最好在飯前進行臀肌緊實練習。

▶ 為增加訓練效果，訓練時，全程應盡量夾緊屁股，剛開始可能會有困難，但經過幾次練習，只要你全神貫注，這個動作會變成自動自發。

▶ 即便你現在並沒有特別需要減脂，但你必須要知道，做這些臀肌緊實訓練有預防作用。事實上，脂肪易於囤積在日常生活中較少運動的肌肉上。而臀肌和腹肌正是很少運動的肌肉，因此是堆積脂肪的最佳部位。每天早晚花五分鐘鍛練臀肌和腹肌，可以變得緊實，防止累積脂肪。

熱身的重要性

無論做任何運動，一定要先熱身。

運動之前熱身是確保身體組織正常運作的必要步驟。它幫助肌肉伸展和增加靈活度，防止關節和肌腱受損，避免可能的傷害，還可以使心臟血管在運動前儲備充分氧氣，因此心臟可以負荷短暫或稍長時間的運動。只需五到十分鐘逐漸熱身，就可以讓全身關節做好準備，增加靈活度，並開始訓練心肺功能。熱身會使體溫上升，產生的熱可以使關節裡循環的天然潤滑劑（生理滑液）更加順暢流動，有助於增加關節的活動幅度。熱能會增強肌肉耐力，而寒冷則產生反效果。正確的熱身還可以改善精神，身體熱時會比冷時更舒服，專注力更集中。

如果省略熱身步驟，之後必定會出現疼痛感，且降低有效鍛鍊的體能。切實執行這項不可或缺的步驟，不僅讓身體感到更舒服、更柔軟，而且更容易集中注意力。

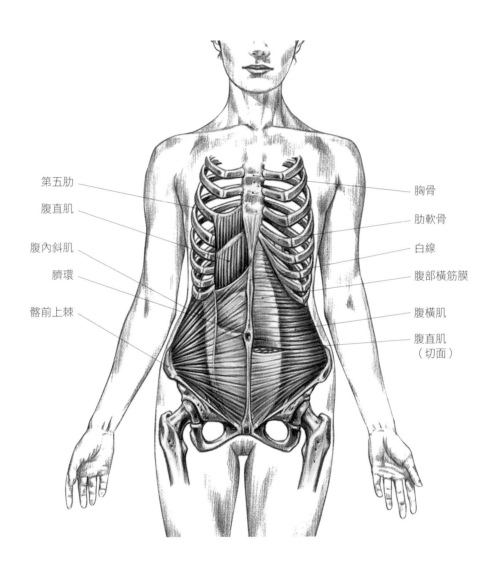

第五肋

腹直肌

腹內斜肌

臍環

髂前上棘

胸骨

肋軟骨

白線

腹部橫筋膜

腹橫肌

腹直肌
（切面）

練出 11 字腹肌

曲線要優美，腹部是重要考量，因為沒有纖細腰身和平坦腹部，怎稱得上身材姣好？做好腹肌訓練，幾個月內就可以擁有肌肉緊實的小腹，告別肥肚腩和游泳圈。

解剖結構

腹部由四種肌肉組成：
1. 腹直肌，就是大家常說的「腹肌」。
2. 腹外斜肌，位於腹直肌的兩側。
3. 腹內斜肌，在腹外斜肌的下方。
4. 腹橫肌，位於腹斜肌的下方。

有別於其它肌肉訓練，目的在於增加肌肉體積，腹肌訓練目的乃在於緊實，以達瘦腰效果。

腹肌的角色

講到腹肌，腦海裡浮現的第一個畫面應該是腹肌線條分明，小腹平坦、沒有任何多餘脂肪的完美腹肌。然而上天賦予我們腹肌可不只是為

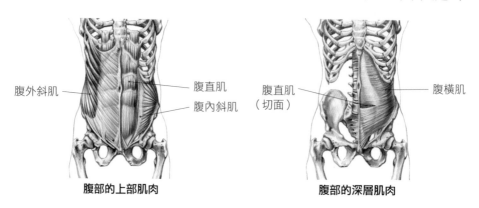

腹外斜肌　　　　　腹直肌　　　　　腹直肌　　　　　　腹橫肌
　　　　　　　　　腹內斜肌　　　　（切面）

腹部的上部肌肉　　　　　　　　　腹部的深層肌肉

了好看，腹部擔負身體運作和健康的多項重要功能。以下是我們應該好好鍛鍊腹肌的六大理由：

▶ 促進運動表現：在所有需要快速奔跑或扭轉上半身的體育活動（高爾夫球、網球等），腹肌強健是致勝關鍵。

▶ 保護脊椎：腹肌與腰部肌肉平行支撐脊椎。腹肌鬆弛和大肚腩容易造成腰部受損退化。

▶ 消除肌肉緊張：睡前做幾分鐘的腹肌運動，可以放鬆腰部，同時解除脊椎一整天承受的壓力。隔天醒來時，不再持續背痛。

▶ 促進消化健康：腹肌運動有利於腸道消化，預防腹脹與便祕。

▶ 減少引發糖尿病等疾病的危險因素。

▶ 保養心血管健康：腹肌運動對心血管是絕佳保養方法，其功效等同跑步，但不會損及膝蓋和脊椎。

但問題是，下腹部比上腹部更難鍛鍊。我們可以做抬高骨盆運動，這個運動主要依靠上腹部的力量。而鍛鍊下腹部對保護脊椎極為重要，並可以預防腹脹。下腹部也是脂肪最易囤積的地方，完善的訓鍊計畫應兼顧上腹部與下腹部。仰臥抬高上身的運動尤其可以鍛鍊上腹部（但並非只有此部位）。至於抬臀，則比較針對下腹部。

瘦腰肌肉群

要有平坦小腹需仰賴腹肌，而要保持腰身纖細，就要靠一些比較不常為人知的肌肉群。其中包括：

1. 橫肌，其作用形同緊身束腹。
2. 大小斜肌，若腹肌緊實且沒有過度增加肌肉體積，鍛鍊大小斜肌對於纖腰縮腹也略有助益。

增強訓練效果的訣竅

▶ 在鍛鍊腹肌過程中，保
持呼吸非常重要。大家
常會下意識憋氣，但這
是錯的，因為保持呼吸
才能供應肌肉運動時所
需的氧氣並增強耐力。

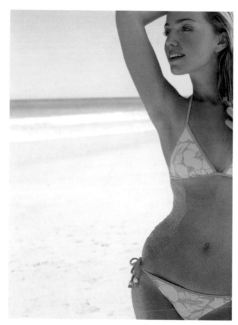

▶ 小心錯誤的腹肌訓練！
不幸的是，錯誤的腹肌
訓練非常多。不僅無效，
且可能傷及脊椎。有一
個方法可以辨別訓練正
確與否。當腹肌緊縮，
下背會順勢拱起。因此，

腹肌訓練務必維持正確姿勢，否則會造成代
償、受傷。

所有不會讓背部拱成呈圓弧形，而是使腰背內凹的運動，都只會
對腹部造成傷害。

▶ 頭部姿勢也要注意！頭部姿勢會嚴重影響肌肉緊縮；當我們將頭
往後傾斜，支撐脊椎的腰部肌肉就會反射性的緊縮，腹肌因此放
鬆無力。即使腰部肌肉的緊縮不是非常強烈，仍無法避免腹肌鬆
弛。相反地，當頭往前低腹肌便會緊縮，而腰部肌肉則放鬆，於
是身體便往前形成駝背。最常見的錯誤姿勢是頭部向前傾、駝
背，眼睛又看向天花板。最理想的是持續看向自己的腹部，尤其
應該避免將頭部從右向左或從左向右轉動。這些無益的運動會妨
礙良好的肌肉收縮，並可能引發頸部問題。當訓練真的變得艱難
時，猛烈搖晃頭部將反受其害。相反地，此時宜做全身性的緩和
運動。

▶ 抬起上半身時，注意手和手肘位置。為了避免過度拉扯頸部，建議不要將雙手交叉放在頭部後面，而是放在兩側耳朵的位置。請注意，兩側手肘距離愈遠，動作愈吃力。反之，兩側手肘愈是往前且靠得愈近，練習就愈輕鬆。

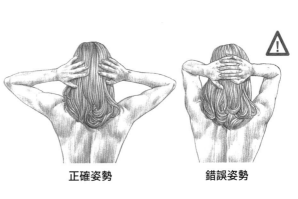

正確的背部姿勢

進行腹肌練習時，拱背呈圓弧形非常重要。正如大部分的腹肌訓練動作，進行地面抬腿動作時，絕不能下背內凹。

正確姿勢，拱背成圓弧形　錯誤姿勢，下背內凹

錯誤姿勢，下背內凹

如何擺放雙手和手肘

為了避免過度拉扯頸部，建議不要將雙手交叉放在頭部後面，應該放在兩側耳朵的位置。請注意，兩側手肘距離愈遠，動作愈吃力。反之，兩側手肘愈是往前且互相靠得愈近，練習就愈輕鬆。

正確姿勢　　　　錯誤姿勢

▶ 不要混淆「憋氣收小腹」和「緊縮腹肌」這兩種動作。比方說，要穿有點過緊的褲子時，為了扣上腰帶鈕扣，你會憋氣收小腹，此時腹肌纖維只是往上延伸，並沒有特別緊縮。相反地，當我們緊縮腹肌，纖維是緊縮的，能夠增強並緊實腹肌。別忘了，人的力氣來自腹部，而且這種緊縮可以穩定組織，並給予支撐和力量。如果你是用憋氣收小腹的方式做腹肌運動，那麼你永遠無法鍛鍊任何肌肉。

骨盆後傾

想像你的腹部帶狀區像一條寬腰帶，從兩側髖骨延伸到肋骨，腰帶的高度一致，只是鬆緊度不同。

憋氣收小腹和收縮腹肌是兩回事，收縮腹肌能強化腹部帶狀區的靈活度，請將你的肚臍想像成這條腰帶的中心扣環部位，試圖從肚臍朝脊椎方向內縮，肋骨保持固定不動：不要憋氣收小腹，要運用你的肌肉帶狀區形成一種類似彈力塑身衣，使你在做腹肌訓練和臀肌訓練時能夠特別保護腰部範圍。

這種高強度的腹肌活動會帶動臀肌收縮，進而使骨盆自然向後運動，我們稱之為骨盆「後傾」。測驗一下：請保持直立，不要特別緊縮腹肌或臀肌。骨盆呈中立位置。現在，先使下背內凹，然後臀部向後凸出。你會清楚感覺，當骨盆向前移動，呈「前傾」狀，運動肌肉變得困難。再回到中立位置，將骨盆朝後方移動，呈「後傾」，此時你的腹肌和臀肌很自然地活動自如。

這種姿勢可保護脊椎，尤其是下背，某些訓練特別強調不能弓背以免受傷，開始時就應該採取此姿勢，腹肌和臀肌更能有效運動。

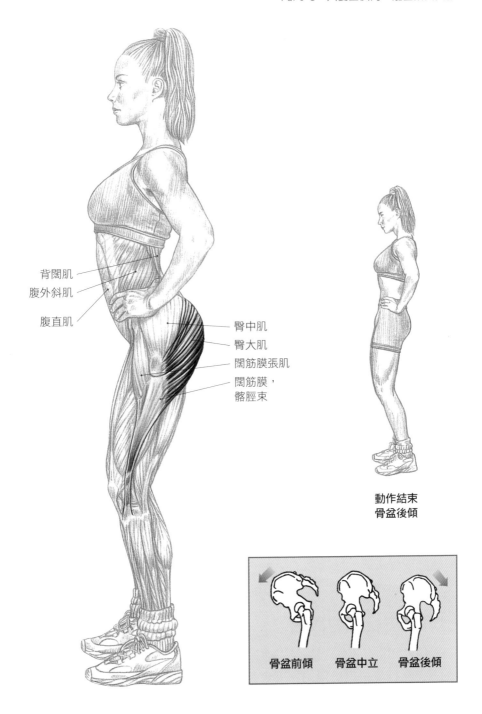

背闊肌
腹外斜肌
腹直肌

臀中肌
臀大肌
闊筋膜張肌
闊筋膜,
髂脛束

動作結束
骨盆後傾

骨盆前傾　　骨盆中立　　骨盆後傾

終結橘皮組織

橘皮組織是皮下脂肪累積的典型女性現象，容易發生在身體某些特定部位，主要是下半身。橘皮組織由水、皮膚組織的廢物和毒素以及特定細胞裏的脂肪混合而成。三分之二的女性有橘皮組織的困擾，包括體重並未過胖的女性。

橘皮組織有兩種

第一種橘皮組織的特徵是皮膚缺乏光滑與彈性。用兩指掐捏該部位，皮膚會像橘子皮一樣凹凸不平。即使橘皮組織尚未達到表皮層，也會使表皮的膚質明顯變差，表皮會變得粗糙，有時還起皺摺，皮膚水分不足且輕微發熱。這一種橘皮組織非常不美觀，且有可能出現在身體任何部位。

第二種橘皮組織外觀略有不同：皮膚組織呈海綿狀且鬆弛，姿勢變化會影響其外觀，站立（橘皮組織呈現下垂）或躺下（橘皮組織攤開散佈）時呈現的樣子不同。由於皮膚局部彈性遭破壞，經常會顯現如妊娠紋或肥胖紋的紋路。這種橘皮組織好發於三十五歲以上的女性，快速過度減肥或是濫服利尿功效的保健食品也會出現這種橘皮組織。

出現橘皮組織的原因

引起橘皮組織出現的原因有很多種，包括飲食過於油膩、久坐少動、

血液循環不良。遺傳因素和賀爾蒙，尤其是雌激素，也是造成原因之一。另外，月經前和懷孕期的靜脈循環或淋巴循環變差，以及雌激素過剩致使水分滯留在體內都是可能原因。

積水

體內水分負責輸送廢物和殘留物，倘若水分堆積停滯在皮下組織，就有水分滯留的問題。這種情形通常出現在壓力期和月經週期，若嚴格進行健康飲食（無糖及少鹽），無需特別治療，幾天後水腫便消失。從這些水分變成凝膠狀、硬化並在皮下形成壓力開始，橘皮組織就此產生。如果沒有針對脂肪團部位進行深入治療，將無法清除橘皮組織，而且還會變得愈來愈硬。

荷爾蒙失調

從荷爾蒙的角度來看，脂肪團的產生和發展與女性一生的幾個重要階段有關，例如青春期或懷孕。還有更年期卵巢功能和荷爾蒙分泌停止，到了此階段即使體內較少刺激脂肪細胞作用，也無法降低橘皮組織的產生。

壓力

長期高壓也會促使橘皮組織出現，此外身體疾病也有關聯，像是婦科疾病、循環和消化問題等。消化不良會加速橘皮組織嚴重化。事實上，肝臟在消化食物的過程扮演重要角色。消化不良，表示肝臟功能減緩。脂肪和糖因此囤積，體內無法排出的毒性和廢棄物將嚴重傷害真皮組織。

遺傳因素

大家必須要知道，「遺傳」對於橘皮組織和肥胖問題看來是一個重

要因素。母親若有靜脈曲張和循環方面的困擾，經常會遺傳給女兒。但只要注意防範，這並非不可改變的命運。盡早減少攝取脂肪和糖，多做腿部運動，就可能阻斷遺傳的脈絡。據我們所知，橘皮組織的發生率，地中海地區的人高過北歐人，白人高過黑人或亞洲人，美食主義者和好廚子也容易有橘皮組織的問題。的確，非洲人、亞洲人和印度人鮮有橘皮組織。這可能是飲食習慣不同之外，更重要的是膚質不同。例如，黑人女性的皮膚比較緊實、健康，甚至有時候比較厚，所以能將肥胖引起的皮膚紋路掩飾得更好。此外，大部分的黑人女性沒有靜脈曲張，證明她們在血液循環方面沒什麼大問題，而血液循環不良正是出現橘皮組織的決定性因素。

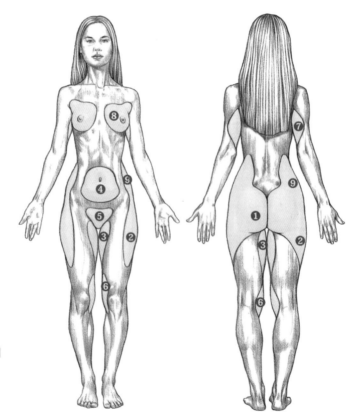

脂肪分布的主要部位

❶ 臀部
❷ 大轉子下方，或「馬鞍肉」
❸ 大腿內側
❹ 肚臍周圍
❺ 恥骨
❻ 膝蓋
❼ 手臂後方內側
❽ 乳房
❾ 下背

如何對抗橘皮組織

要消除橘皮組織相當困難，必須結合數種方法，即使瘦下來仍難以全部清除。

瘦身霜

瘦身霜的最大問題是，全身上下都瘦了幾公分，唯獨最在意的腰身沒變細！瘦身霜是為容易囤積脂肪的部位設計。成分包含分解脂肪的分子（咖啡因、氨基非林、茶鹼和毛喉素），及其他改善循環的成分（雷公根、魯斯可皂苷元、銀杏），最後還有改善肌膚外觀的成分（維生素 A1、矽……），然而作用仍有所限。

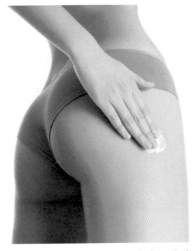

瘦身霜作用僅在表面，沒有真正的溶脂作用。

▶ 瘦身霜的作用僅在表層。一旦停止使用會很快復胖，證明體重減輕是由於排出身體局部的水分，而不是真正的溶脂。

▶ 瘦身霜除了對脂肪細胞產生作用外，定期塗抹還可以使皮膚滋潤、柔嫩或增厚，所以能暫時掩飾了橘皮組織。一旦停止使用，很快便顯現皮膚凹凸不平如橘子皮一般。不過在價格方面，這類滋養霜比橘皮組織專用霜便宜許多。

▶ 不論瘦身霜效果如何，塗抹時規律地按摩橘皮組織有助於微循環、排出體內滯留水分，並降低脂肪細胞增生能力。只不過這些都是因為按摩才產生的效果，而非瘦身霜本身功效。

苗條和橘皮組織整形手術

　　除了以深度肌肉訓練對抗橘皮組織，若
脂肪團體積龐大，即使高強度的運動訓練已
無法實際達到明確效果，你也可以採取整形
手術的方式。在此情況下將以局部麻醉進行
手術，利用套管連接抽吸器穿透纖維素組織，
到預定的脂肪組織抽吸脂肪。但是，若手術
後沒有嚴格實踐飲食健康，並搭配定期健身
運動，橘皮組織還是會重新出現。而且，抽
脂和所有的整形手術一樣，都有其風險性。

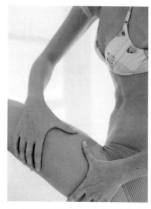

配合按摩手法，有助軟化組織，也能刺激、活化淋巴管。

按摩

　　一旦實踐健康飲食，斷絕零食和甜食（蛋糕、糖果、巧克力……）並
且依照本書指示定期訓練，注意照顧身體。養成習慣按揉橘皮組織，並早
晚按摩以活化血液循環。其實這些都無法消除脂肪。但你仍然可以先找到
凸起部位，再用兩指按壓並加以搓揉以便軟化組織。你可以使用市面上多
種僅對橘皮表面有效的按摩乳霜，其主要功效是軟化並滋養皮膚。定期做
淋巴引流以便排出體內積水也是方法之一：細胞廢棄物經淋巴管分解，被
送往血液循環系統，按摩皮下毛細管有助於刺激活化淋巴管。

苗條和橘皮組織

　　身材苗條的人也會出現橘皮組織。當這種情況發生，無須過度嚴格
節制飲食，只要掌握飲食注意要點即可。為了不增加組織中的脂肪，避
免橘皮組織由柔軟變成粗硬以致難以消除，應攝取富含蛋白質和水分、
低鹽的食物。當然，還需要保持規律運動。

高強度訓練

假若因為節食減重，使得橘皮組織變得醒目，你可以定期進行針對性的深度訓練以控制橘皮組織並阻止其發展。由於橘皮組織主要位於人體的下肢，所以針對此問題設計的健身訓練也將著重於身體下半部。

在訓練方面，一開始會以彎曲運動（前彎）促進血液循環，然後進行大腿肌肉和膝蓋的深度訓練，訓練時間會比較長，頻率也較高。增加訓練次數及縮短休息時間是燃燒脂肪的兩大要件。呼吸是重點：充足的氧氣使你可以在訓練期間表現更好，肌肉在鍛鍊時有足夠氧氣提供，才能進行深度訓練。消除脂肪的訓練特別困難。呼吸必須深且長，才能確保訓練正確。

短跑是很好的心血管訓練，能促進血液循環。「登階運動」也有很好效果：運用兩階的階梯踏板，左腳右腳輪流上下踩階梯踏板，如此能夠訓練到臀肌和大腿肌肉。當然，所有臀肌訓練都有助於消除大腿外側的「馬鞍肉」，還有腳踝配戴負重器鍛鍊膝蓋，加長每次訓練時間並縮短中間休息時間，效果會更好。

消脂訣竅

- 多動，刺激活化血液循環、登階運動、常換姿勢
- 多喝水，每天約 1.5 至 2 公升
- 睡覺時，腿抬高 15 公分
- 不抽菸
- 不穿過緊的衣物
- 避免暴露在高溫下：很熱的熱水澡、長時間曝曬在太陽下
- 不翹腳，以免壓迫循環的血管
- 進行淋巴自動引流
- 最好選擇鞋跟高度 3 至 5 公分，靜脈回流會更好

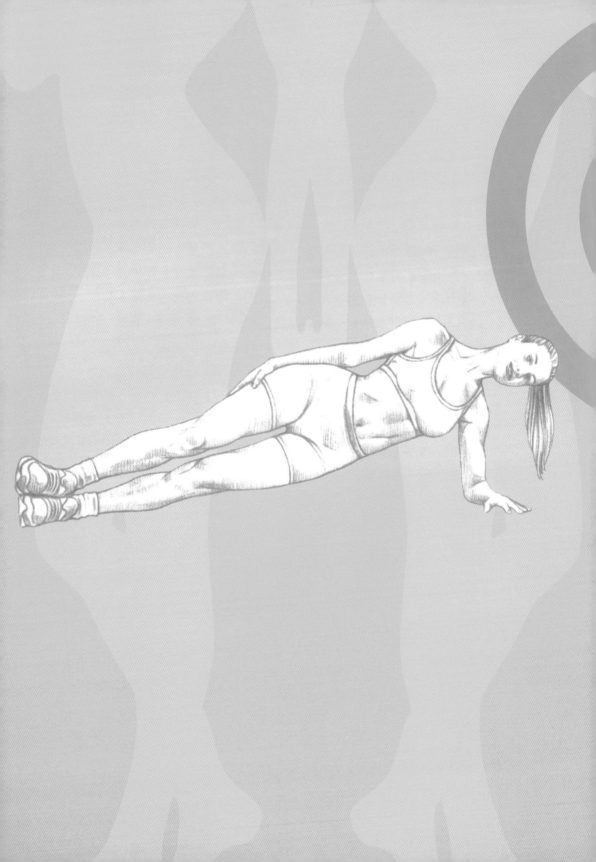

Part 2

消除腰部贅肉、減少脂肪

腰部肌力訓練

靜態伸展腰部

練習本動作時，切記將肚子往內收，並緊縮臀部。

目　　的：伸展腰部、平衡椎間關節的壓力與張力
練習次數：維持姿勢約 20 ～ 30 秒，做 3 ～ 4 次

① 站立，腿張開，雙腳平行，臀部收緊，運用腹肌施力，十指交叉，掌心朝外，然後雙臂往上伸展至頭頂。

② 吸氣擴充胸腔，拉伸肋骨兩側（肋間肌）。雙手往上方推並保持背部和頭部挺直。

③ 緩慢呼氣同時放鬆，然後再重複前面的動作。

動作重點提示

· 呼吸：保持姿勢時，均勻和緩地深呼吸。

· 姿勢：想像自己正在束緊腹部的腰帶，但不可憋氣。

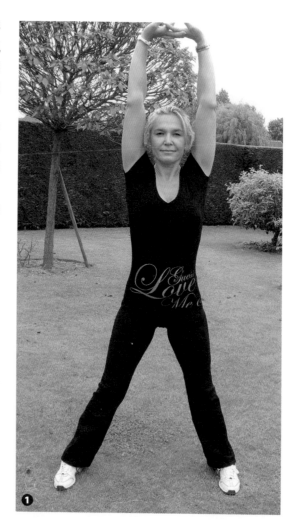

❶

46

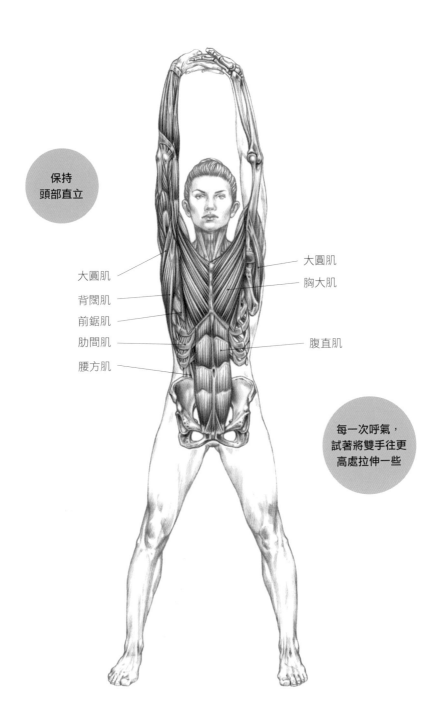

保持
頭部直立

大圓肌

背闊肌

前鋸肌

肋間肌

腰方肌

大圓肌

胸大肌

腹直肌

每一次呼氣，
試著將雙手往更
高處拉伸一些

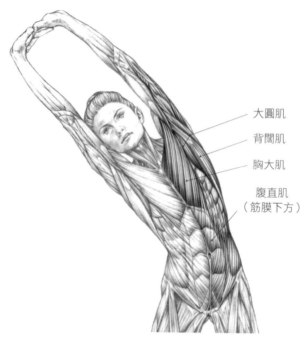

大圓肌

背闊肌

胸大肌

腹直肌
（筋膜下方）

變化動作：上半身朝側面傾斜

變化動作

上半身側傾時，先往右，保持姿勢 20 ～ 30 秒，然後往左，如此你將能更強烈地伸展腹內斜肌、腹外斜肌和腰方肌。注意，不論切換姿勢或恢復站直，髖部都要保持不動。

Tips 在變換動作、上半身側傾時，膝蓋可以稍微彎曲以便減輕腰部壓力。

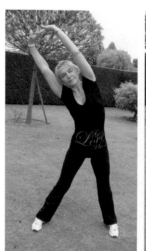

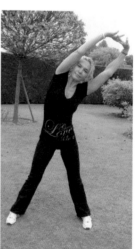

站姿舉棍轉體

為了避免過度拉扯下背，可將骨盆往後傾（請參閱第 30 頁）。也可稍微彎曲膝蓋，如此有助於增加穩定度（同時減輕關節負擔）。

目　　的：瘦腰
練習次數：左右各做 3 ～ 4 組，每組 30 下

① 站立，上半身挺直，兩腿分開，腳尖稍微朝外更易維持平衡，取一根棍子放在肩胛骨位置以免斜方肌緊張（雙手輕舉棍子，勿將雙手倚靠在棍子）。
② 一邊呼氣一邊將上半身轉向右邊。吸氣回正。骨盆始終維持面對正前方（收緊臀部）。
③ 同樣的旋轉動作轉向左邊，然後回到起始姿勢。

動作重點提示

- **呼吸**：呼氣時將上半身轉向外側，吸氣時回正。亦可選擇吸氣做完一套動作（旋轉和回正），然後再以呼氣做一套動作。

- **姿勢**：為了區隔背部和腰部，應避免移動髖部，可將雙腳打開比髖部略寬以增加穩定性。

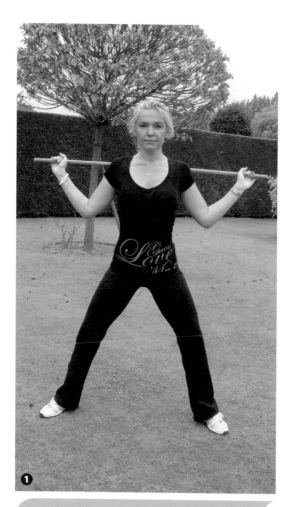

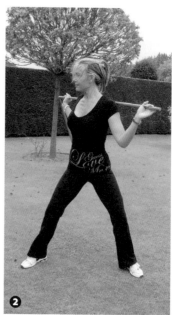

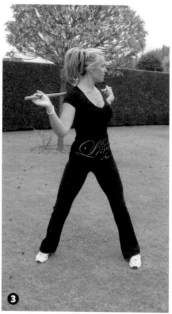

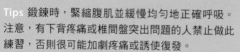

Tips 鍛鍊時，緊縮腹肌並緩慢均勻地正確呼吸。注意，有下背疼痛或椎間盤突出問題的人禁止做此練習，否則很可能加劇疼痛或誘使復發。

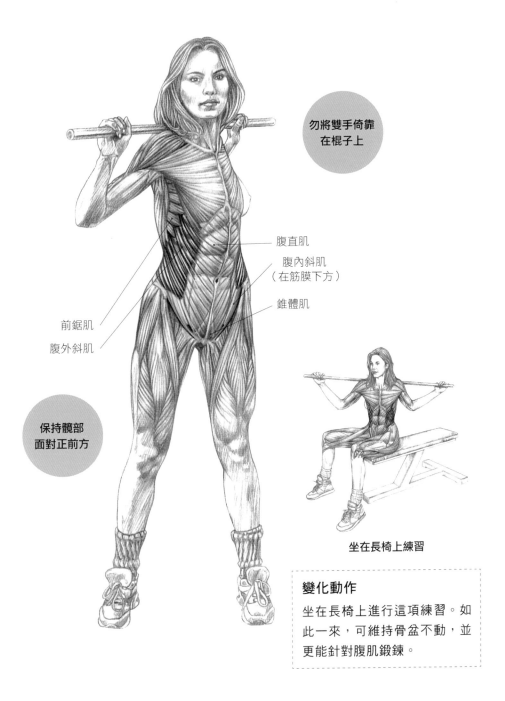

勿將雙手倚靠
在棍子上

腹直肌

腹內斜肌
（在筋膜下方）

錐體肌

前鋸肌

腹外斜肌

保持髖部
面對正前方

坐在長椅上練習

變化動作

坐在長椅上進行這項練習。如
此一來，可維持骨盆不動，並
更能針對腹肌鍛鍊。

搖擺式伸展腰部

進行此練習時，手臂必須確實抬高以便和上半身拉開距離，練習中應保持骨盆固定不動，否則會拉傷腰部。轉動時，僅身體上部移動，如此才能鍛鍊腰部肌肉達成瘦腰。

目　　的：伸展並強化腹斜肌，並訓練腹直肌和深層背肌
練習次數：左右各 2 ～ 3 組，每組 30 下

① 站立，雙腳打開與肩同寬，一手放在頭部後方，另一手握啞鈴。
② 呼氣並保持骨盆直立，上半身朝與啞鈴對側彎曲。
③ 吸氣並回到起始位置，保持骨盆不動。

Tips 確保骨盆穩定不動，上半身沒辦法彎下去也沒關係，不要過度彎腰導致扭傷。

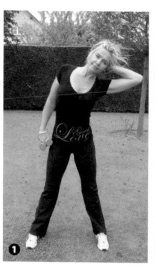 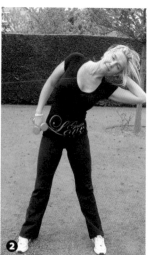

動作重點提示

• **呼吸**：呼氣時，上半身放低，吸氣時往上。亦可選擇吸氣時執行（上半身放低和往上）做完一組，然後下一組換成呼氣。

• **姿勢**：雙腳打開，腳尖稍微朝外，如此更容易保持平衡且更能緊縮臀部肌肉（以免髖部不當支援而發生代償），腹部肌肉往內收才能確保骨盆穩定。

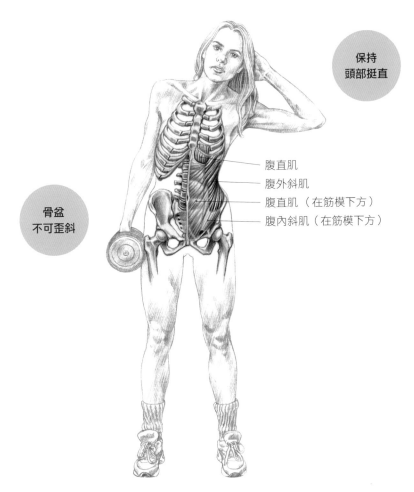

保持
頭部挺直

骨盆
不可歪斜

腹直肌
腹外斜肌
腹直肌（在筋模下方）
腹內斜肌（在筋模下方）

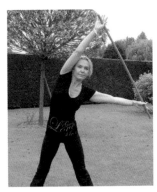

變化動作

使用棍子可使這項練習變得較容易，也讓骨盆
更能保持穩定不動，尤其當練習是在兩腳大開
的情形下進行，而且上半身的側面肌肉（前鋸
肌和背闊肌）更加容易伸展。使用棍子時，將
上半身朝向一側彎曲一次，接著朝另一側再彎
曲一次，如此左右輪替。若使用啞鈴，則第一
組先進行單側彎曲數下，第二組再換邊施作。

仰臥下半身旋轉

緩緩放低雙膝，同時收緊腹部。左右輪流，膝蓋不觸地。為了緩解壓力、放鬆背肌練習時，每側 1 ～ 2 次，保持姿勢停留約 30 ～ 40 秒。

目　　的：伸展和放鬆脊椎肌肉

練習次數：2 ～ 3 組，每組 20 ～ 30 下

① 平躺在地，張開手臂平放於肩膀兩側，掌心朝向地面，頭、頸至身體連成一線，雙膝彎曲至 90 度。
② 緩慢放低雙膝轉向一側地面，頭部輕轉至另一側。雙膝盡量壓低。
③ 保持此姿勢停留數秒以放鬆下背肌肉，或依個人設定想達到的成效，吸氣再次將雙膝抬高。

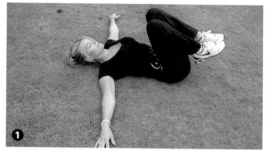

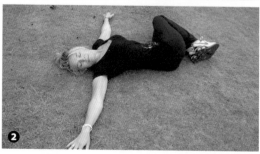

動作重點提示

- **呼吸**：吸氣時，抬高雙膝，呼氣時，放低雙膝。全程保持規律呼吸。

- **姿勢**：注意頭部和肩膀隨時保持貼地，以利每次膝蓋放低時，有效伸展斜肌。

Tips 雙膝互相併攏並緊縮腹肌，以免拉扯腰部；有嚴重背痛者不宜做此練習。

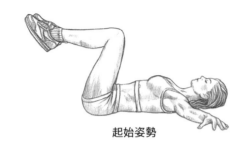

起始姿勢

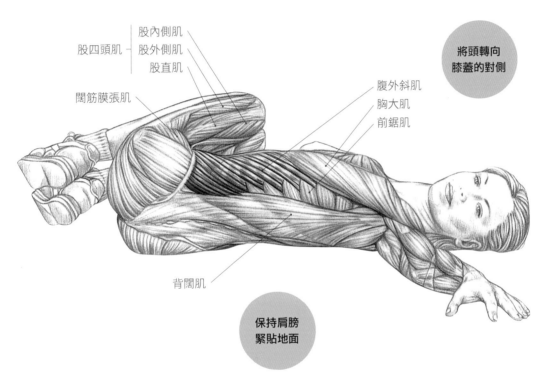

股四頭肌 ─ 股內側肌
股外側肌
股直肌

闊筋膜張肌

腹外斜肌
胸大肌
前鋸肌

將頭轉向
膝蓋的對側

背闊肌

保持肩膀
緊貼地面

變化動作
若大腿後側肌肉柔軟有彈性，做此練習時可讓腿伸直，反之，若感到雙腿彎成直角有些困難，可改將膝蓋往胸前靠近。

側棒式

本動作可改善身體姿勢與增強頭部支撐力,切記緊縮腹部和臀部,以免背部受傷。靜態練習時,保持姿勢 10 ～ 30 秒,左右各 3 次。

目　　的:鍛鍊前鋸肌和腹外斜肌

練習次數:左右各做 3 組,每組 30 下

① 身體側伸,手臂彎成 90 度撐起身體,前臂平放於地面,肩膀在手肘正上方,另一隻手放在髖部或大腿上方,兩腿伸直併攏,緊縮臀部和腹部。
② 呼氣時盡量抬高上半身。頭部、骨盆、腳形成一直線。
③ 吸氣時緩緩放低,然後重複動作直到做完一組。

動作重點提示

- **呼吸**:呼氣時抬高上半身,吸氣時放低。靜態訓練時,確保呼吸緩慢深沉且規律。

- **姿勢**:訓練過程中,上半身絕對不能觸地,髖部也必須保持離地。重點在於鍛鍊全身的姿勢肌,這也是為何本練習不僅有助於瘦腰,還可增進全身支撐力。

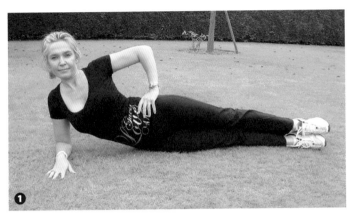

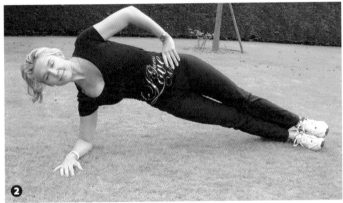

Tips 不可聳肩。
若開始出現無力
維持正確姿勢應
立即停止，否則
很可能受傷。姿
勢正確比練習時
間長短更重要。

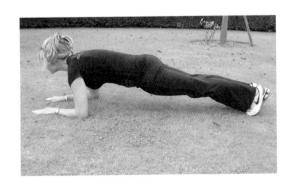

變化動作

可改成靜態方式，保持抬
高姿勢停留 10 ～ 30 秒。
兩側前臂平放地面，僅以
靜態方式進行練習；注意
保持頭部至脊柱對齊連成
一線，下背不可內凹。

57

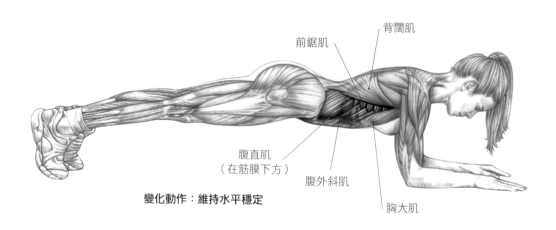

前鋸肌　背闊肌

腹直肌
（在筋膜下方）
腹外斜肌

胸大肌

變化動作：維持水平穩定

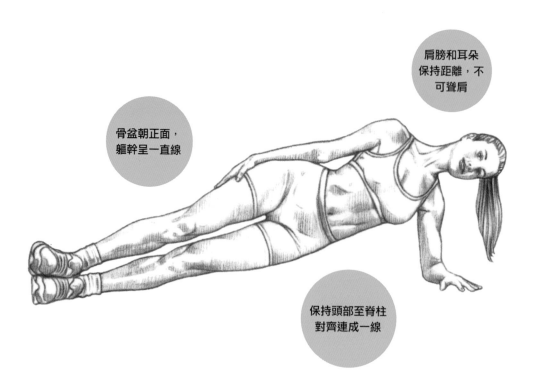

肩膀和耳朵保持距離，不可聳肩

骨盆朝正面，軀幹呈一直線

保持頭部至脊柱對齊連成一線

游泳式

進行時切記收緊腹部（肚臍稍微離地並朝脊柱方向內收）和臀部，以免腰部介入支援而出現代償，也不可以憋氣。靜態練習時，保持姿勢停留 10 ～ 30 秒，做 3 次。

目　　的：豎脊肌（下背和腰部）、臀大肌和肩膀後側肌肉的複合訓練
練習次數：3 ～ 4 組，每組 15 ～ 20 下

① 俯臥地上伸展軀幹，雙臂往前伸，雙腿伸直，雙腳腳尖朝後方，吸氣然後呼氣抬起雙腳和膝蓋、還有上半身的上部及雙臂。
② 吸氣，呼氣稍微舉高手臂和雙腿，但要確保頭部和身體對齊連成一直線。
③ 吸氣，雙手慢慢划向身後，約至臀部上方，但勿將雙手停放在臀上。一邊呼氣一邊回到開始的姿勢，繼續游泳動作直到練習結束。

動作重點提示

- **呼吸**：呼氣時手臂往前伸，吸氣時手臂往身後划。靜態練習時，確保呼吸緩慢深沉且規律。

- **姿勢**：鍛鍊姿勢肌；啟動骨盆底肌並收縮括約肌。這樣會讓你運動時更有體力，避免受傷並增強訓練效果。

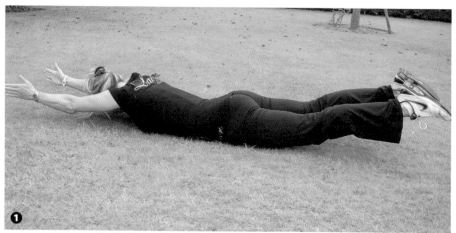

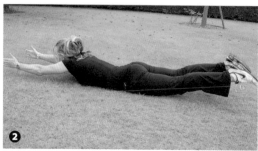

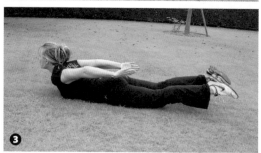

Tips 頭部勿過度抬高，以免頸椎肌肉緊張。手臂勿舉太高，以免拉扯腰部。若肩膀疼痛，則以靜態的變化動作進行練習。

變化動作

亦可保持手臂往前伸以靜態方式進行訓練，在此情況下，保持姿勢停頓 10～30 秒，每一次呼氣，嘗試把手臂和雙腿稍微再抬高一些，但避免頸部損傷或下背內凹。

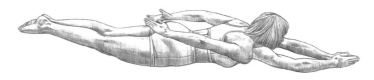

動作進行中

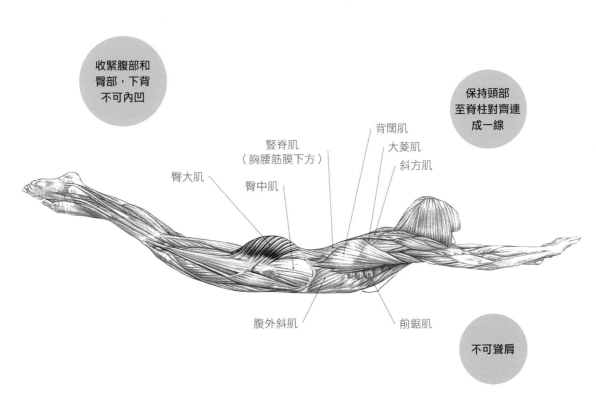

收緊腹部和
臀部，下背
不可內凹

保持頭部
至脊柱對齊連
成一線

背闊肌

豎脊肌
（胸腰筋膜下方）

大菱肌

斜方肌

臀大肌

臀中肌

腹外斜肌

前鋸肌

不可聳肩

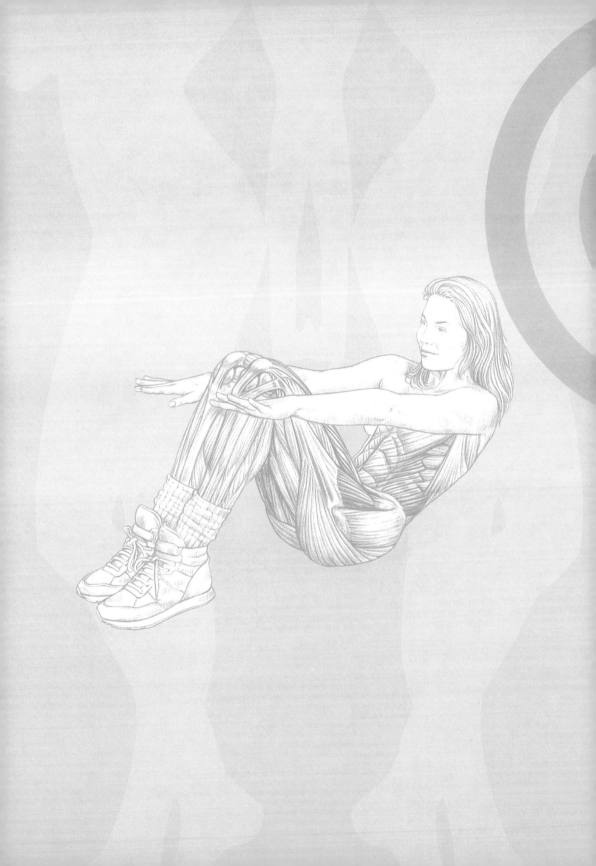

Part 3

緊實小腹、練出馬甲線

腹部肌力訓練

仰臥捲腹

本動作切記背部要緊貼地面，注意緊縮腹肌。這項訓練應使用腹部肌力，切勿下背施力，以免施力點錯誤而出現代償。捲腹不同於傳統的仰臥起坐，其風險極低；即使背痛的人也能進行本訓練。

目　　的：鍛鍊腹直肌（上腹部）

練習次數：4 組，每組 20 ～ 30 下

① 仰臥平躺，雙腿彎曲，腳掌平放於地，背部緊貼地面，雙手放在頭部後方，手指切勿交叉緊扣。

② 呼氣時，頭部緩緩抬高，依個人能力，儘量抬高即可。如果做得到，上背離地抬高。眼睛看向肚臍。

③ 吸氣時，回到起始姿勢，頭部不可靠地休息。重複動作 20 ～ 30 下，節奏緩慢穩定。

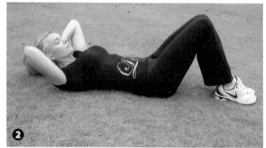

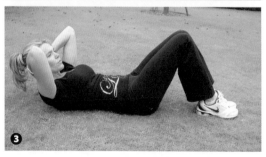

動作重點提示

• 呼吸：呼氣時抬高上半身，吸氣時放低。

• 姿勢：雙肘間距愈寬，動作愈困難。初學者可將雙肘相互靠攏，朝向身體前方，動作將變得比較容易。

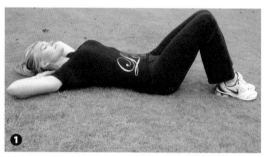

正確動作示意圖

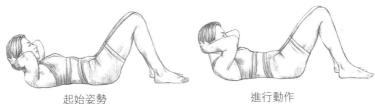

起始姿勢　　　　　　　　進行動作

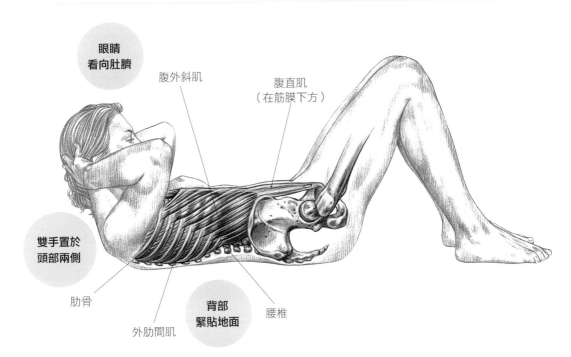

眼睛
看向肚臍

腹外斜肌

腹直肌
（在筋膜下方）

雙手置於
頭部兩側

肋骨

外肋間肌

背部
緊貼地面

腰椎

Tips 雙手手指請勿交叉扣於頸後，此舉可能造成頸椎過度拉扯。宜將雙手置於兩側耳旁。

變化動作

這項練習也可將小腿放在長凳上（請參閱第 69 至 71 頁），或雙腿抬高至 90 度。

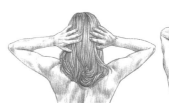

正確手部姿勢　　　　　錯誤手部姿勢

抬腿捲腹

進行時與所有腹部核心肌肉訓練相同，眼睛看向肚臍，同時下巴內收並往胸部靠近，如此可帶動腹直肌反射性緊縮。

目　　的：鍛鍊腹直肌（上腹部）

練習次數：4 組，每組 20～30 下

① 仰臥平躺，背部緊貼地面，手放在頭部後方，不可十指交叉緊扣。小腿抬高，大腿垂直於地面，膝蓋彎成 90 度。

② 呼氣時，緩緩將頭部儘量抬高，如果可以，上背離地。眼睛看向肚臍。

③ 吸氣時，緩緩放低並回到起始姿勢，頭部不可靠地休息，應保持與地面相隔些許距離。如此重複練習 20～30 下，動作緩慢平穩，勿急促。

> **Tips** 注意手部姿勢。背部緊貼地面。

動作重點提示

- **呼吸：**呼氣時抬起上半身，吸氣時放低。

- **姿勢：**小腿抬高，大腿垂直於地面，以便在訓練過程中幫助腰背保持緊貼地面。而且因此能針對腹肌訓練。由於練習時腿部必須一直維持相同姿勢，必要時可採取翹腳以輔助腿部穩定。

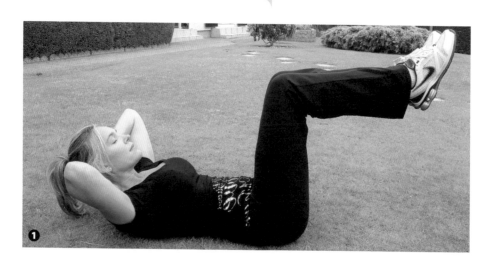

❶

正確動作示意圖

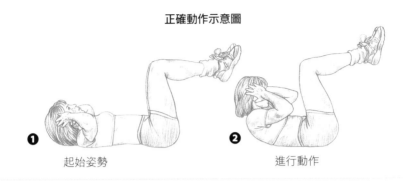

❶ 起始姿勢　　　　　　　　❷ 進行動作

眼睛看向
肚臍

腹部，上腹　　　　腹部，中腹　　　　腹部，下腹

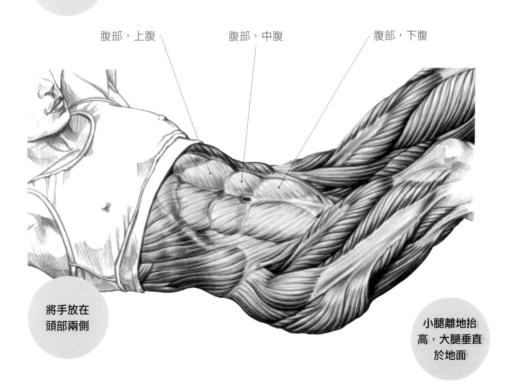

將手放在
頭部兩側

小腿離地抬
高，大腿垂直
於地面

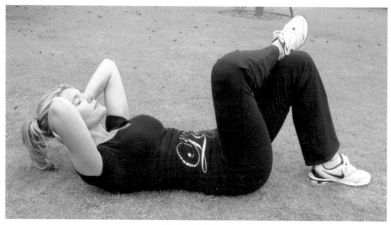

頭部朝膝蓋靠近

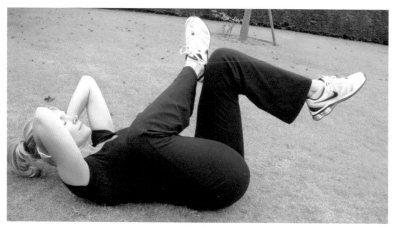

膝蓋朝胸部靠近

變化動作

亦可單腿屈膝,腳掌平貼於地,另一側的腳掌靠在大腿上。呼氣時,捲起脊椎以帶動頭部朝膝蓋靠近;或將貼地的腳抬高離地,帶動膝蓋靠近胸部。第一種變化動作主要加強訓練上腹部,第二種則較有利於訓練中、下腹部。

椅子捲腹

練習時緊縮腹肌，肚臍往脊柱方向如「扣鎖」般用力內縮，以肚臍為中心，微微捲起脊柱。上半身距離椅子愈遠，愈能鍛鍊闊筋膜張肌和股直肌（大腿前側和上側）。注意你的感覺，確認你所運用的正是腹部核心肌群而非身體其他部位，以免發生代償作用，導致「作弊」的結果。

目　　的：鍛鍊腹直肌（上腹部）
練習次數：3 ～ 4 組，每組 20 ～ 30 下

① 仰臥平躺，腿部彎曲，雙腳置於椅上，背部緊貼地面，雙手放在頭部後方，切勿十指交叉。
② 呼氣時，緊縮腹肌並逐漸將頭儘量抬高，同時帶動上背抬起，但腰部不可離地。
③ 吸氣時，放低並回到起始姿勢，頭部仍維持稍微離地，不可靠地。如此重複練習 20 ～ 30 下，動作緩慢穩定並深呼吸。

動作重點提示

· 呼吸：呼氣時捲起，吸氣時放低。
· 姿勢：頭部不可靠地，保持頭部和肩膀稍微離地。

Tips 「捲起」背部，而非直接猛烈抬高上半身，否則會引起疼痛。此外，將雙腳置於椅上有助於區隔上半身和下半身，並穩定骨盆。不過，仍須注意手部姿勢正確以避免拉扯頸部。

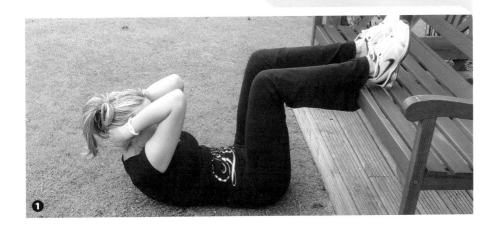

❶

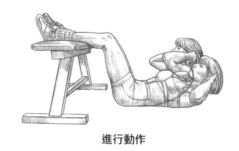

進行動作

上半身與椅子
的距離加大，以便
大腿上側肌肉也受
到鍛鍊

將手放在
頭部兩側

頭部
不可靠地

腹直肌

背闊肌

前鋸肌

股四頭肌、股直肌

闊筋膜
張肌

腹外斜肌

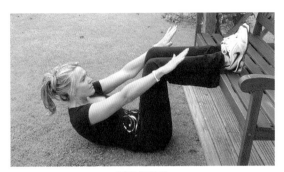

手臂往前伸

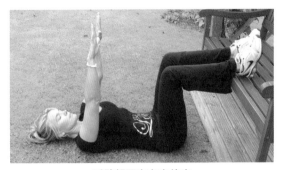

手臂朝天空方向伸直

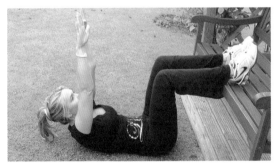

進行動作

變化動作

初學者可先將手臂往前伸，然後帶往膝蓋方向並同時抬高上半身。若要集中鍛鍊上腹部，也可將手臂伸直於胸部上方，要抬起上半身時，高舉伸直的手臂並與天空垂直。當心勿使頸部受傷。做此變化動作時，運動幅度宜減小。

仰臥起坐

緩慢地充分練習。每做完一組，應該能感覺到腹部肌肉的發熱感。這表示訓練有效。

目　　的：主要鍛鍊腹直肌（上腹部），其次髖屈肌、腹外斜肌與腹內斜肌
練習次數：4 組，每組 20 ～ 30 下

① 仰臥平躺，雙腿曲膝，腳掌平貼地面，背部緊貼地面，手臂放在身體兩側。

② 呼氣時，緩緩抬起上半身，不可下背內凹，同時注意緊縮腹部，腳掌不離地。雙臂朝前方伸直。

③ 吸氣時，回到起始姿勢，上半身不可靠地，必須與地面保持些許距離。兩側膝蓋與腳掌併攏，如此重複練習20 ～ 30 下。

動作重點提示

• **呼吸**：呼氣時抬起上半身，吸氣時放低。

• **姿勢**：為感受腹部核心肌肉用力，練習全程保持稍微拱背，這點非常重要。還有，每次放低，在上半身呈半起姿勢時，停頓約 10 秒鐘，然後再重新抬高上半身，如此可強化鍛鍊腹部核心肌群。

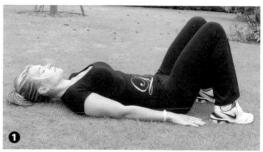

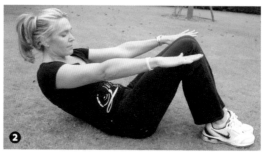

Tips1 切記緊縮腹部，以免腰部肌肉拉傷，同時保持頭、頸順勢延伸至軀幹，避免過度拉扯頸部。

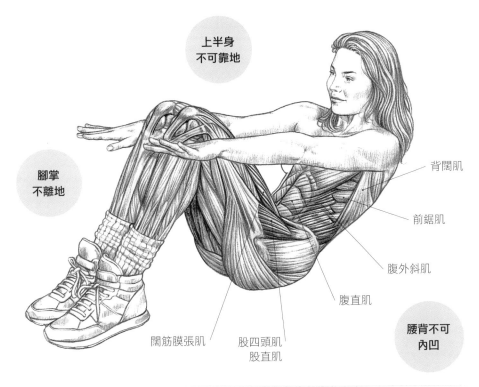

上半身
不可靠地

腳掌
不離地

背闊肌

前鋸肌

腹外斜肌

腹直肌

腰背不可
內凹

闊筋膜張肌

股四頭肌
股直肌

正確動作示意圖

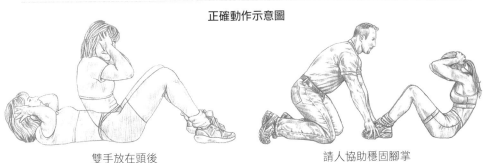

雙手放在頭後

請人協助穩固腳掌

Tips2 若選擇將手放在頭部後方，注意手部姿勢正確。

變化動作

若無法做到腳掌不離地，可以請人扶住雙腳，或利用家具（床、沙發）輔助
固定不動。若要讓動作變得容易些，可將雙臂往前伸，反之，若想升高變化
動作的難度，雙手可改放在頭部後方，但十指勿交叉，以免過度拉扯頸部。

轉體捲腹

這項練習鍛鍊上半身兩側肌肉，因此能達到瘦腰效果。勿讓肚子「凸出」，不論吸氣或呼氣，運用腹部肌肉，肚臍內縮。

目　　的：鍛鍊腹直肌，尤其是強化腹外斜肌和腹內斜肌

練習次數：3 ～ 4 組，每組 20 ～ 30 下

① 仰臥平躺，雙腿彎曲，腳掌平貼地面或置於椅上，手臂向前伸直。
② 呼氣時，緊縮腹部，頭部抬起離地，同時抬高上背，但腰部不可離地。雙手碰觸膝蓋側邊。
③ 吸氣時，回到起始姿勢，頭部不可靠地。然後換邊做，左右輪流直到練習結束。

Tips 注意下背緊貼地面。保持頭、頸至脊柱對齊連成直線，避免頸部用力彎曲；抬高上半身，上半身成 C 形。

動作重點提示

- 呼吸：呼氣時抬起上半身，吸氣時放低。

- 姿勢：雙臂先朝身體前方伸直，再帶往膝蓋外側，以利進行側向捲腹。這項練習的運動幅度很小。若要增加運動強度，可以將雙臂交叉於頸後，一腿抬起，另一腿的腳掌平貼地面或置於椅上。接著，肘部朝對側抬起的膝蓋靠近。由於這個動作迫使腹部更加「捲曲」，因此更能有效鍛鍊腹斜肌。

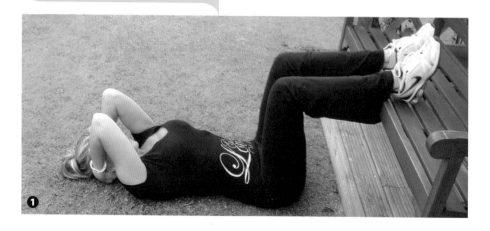

❶

正確動作示意圖

起始姿勢

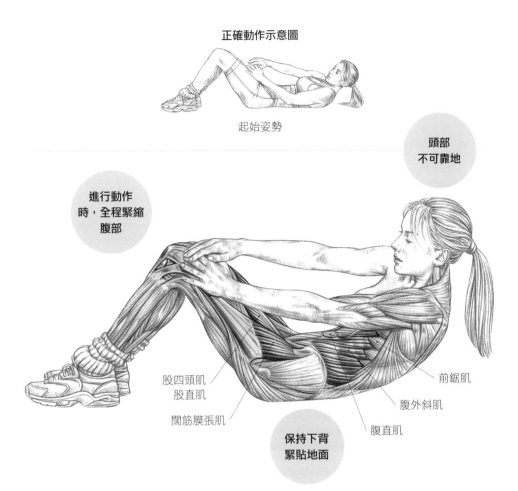

頭部
不可靠地

進行動作
時，全程緊縮
腹部

股四頭肌
股直肌

闊筋膜張肌

前鋸肌

腹外斜肌

腹直肌

保持下背
緊貼地面

變化動作

為加強鍛鍊腹斜肌，可使用對側的肘部碰觸膝蓋。雙腿放在地上或椅上，腳踝靠在對側膝蓋上。捲起上半身以便將肘部帶往對側抬高的膝蓋，注意手部姿勢，雙手放在頭後，切勿十指交叉，不可拉扯頸部。進行此變化動作時，同一組內不要左右輪流，宜單邊做完一組，再換邊做。

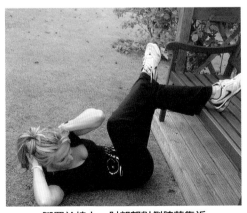

腳置於椅上，肘部朝對側膝蓋靠近

抬腿轉體捲腹

這項練習鍛鍊上半身兩側肌肉，因此能達到瘦腰效果。緊縮腹部核心肌群，如同穿著緊身馬甲般，注意呼吸，動作進行時，呼氣要深長且均勻，放鬆時，吸氣亦深長均勻。

目　　的：鍛鍊腹直肌，尤其是強化腹外斜肌和腹內斜肌
練習次數：3～4組，每組20～30下

① 仰臥平躺，背部緊貼地面，雙手置於頭部後方，切勿十指交叉，抬高小腿，大腿垂直於地面，屈膝呈90度，雙腳腳掌交疊。
② 呼氣時，緊縮腹部並抬起上背，頭部和肩膀離地。肘部朝對側膝蓋靠近（依個人程度，肘與膝儘量靠近——最好是肘部能夠稍微碰到膝蓋外側，如此更能訓練腰部肌肉和腹斜肌）。
③ 吸氣時，放低並回到起始姿勢，頭部不可靠地。然後換邊做，直到完成練習。

動作重點提示

- **呼吸**：呼氣時抬起上半身，吸氣時放低。亦可先吸氣做完一組（包括抬起上半身和放低），然後換邊以呼氣做一組。切勿憋氣，避免呼吸急促不均。

- **姿勢**：小腿抬高，大腿垂直於地面，此姿勢可幫助運動時腰部平貼地面，雙腳腳掌交疊以利小腿穩定姿勢。雙肘相距愈遠，腹斜肌運用愈多。

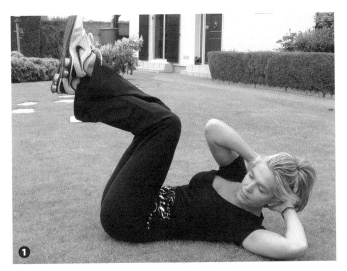

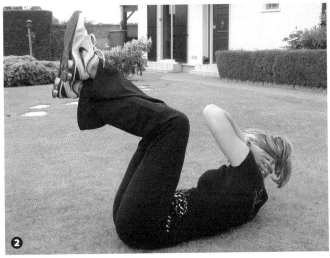

Tips 勿過度拉扯頸部（注意手部姿勢），動作忌急促猛烈（運用腹肌緊縮以帶動脊椎捲起，並緩慢漸進地使上半身抬高）。

變化動作

可保持一腿彎曲，腳掌放於地面或椅上，再將對側的腳踝蹺在大腿上（請參閱第 74 至 75 頁）。呼氣時，捲曲脊柱以帶動對側的肘部朝抬起的膝蓋靠近。做完一組再換邊練習。切勿同一組左右輪流。

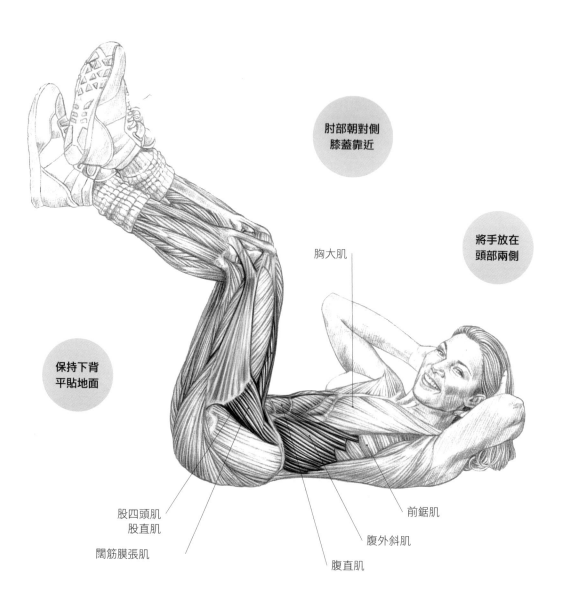

肘部朝對側
膝蓋靠近

將手放在
頭部兩側

胸大肌

保持下背
平貼地面

前鋸肌

股四頭肌
股直肌

腹外斜肌

闊筋膜張肌

腹直肌

仰臥抬腿

雙肘勿過於靠近（可能形成下背內凹，以致損傷腰部），亦不宜相距過遠（背部會下垂無力，且容易聳肩以致頸部肌肉緊張）。最好練習全程稍微拱背呈圓弧形，肩膀保持放鬆。

目　　的：主要鍛鍊腹直肌（上腹部），其次是腹斜肌（包括腹內、外斜肌）和大腿上側肌肉（闊筋膜張肌和股直肌）

練習次數：3 ～ 4 組，每組 20 ～ 30 下

① 地面坐姿，肘部垂直於肩膀，前臂與手掌朝下貼地，雙腿彎曲，雙腳平放地面，緊縮腹部。
② 呼氣時，雙腿伸直，腳尖下壓繃直或往上勾皆可（腳尖往上勾更能鍛鍊大腿肌肉）。
③ 吸氣時，回到起始姿勢，雙腿不可貼地。如此反覆練習 20 ～ 30 下，動作緩慢穩定，不可急促猛烈，保持深呼吸。

動作重點提示

- **呼吸**：呼氣時腿部伸直，吸氣時屈膝。
- **姿勢**：緊縮腹部以免腰部受傷。專心訓練腹部核心肌群，練習到最後，應該能感覺到腹部肌肉的發熱感，這表示確實鍛鍊到該部位的肌肉。

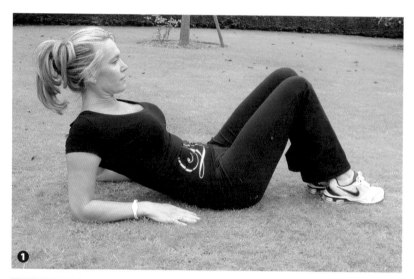

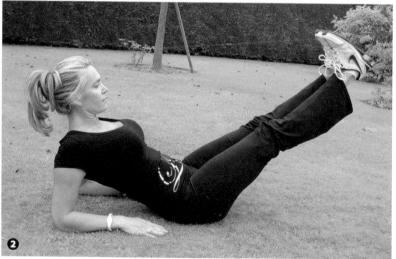

Tips 小腿放得愈低，練習的困難度就愈高。但亦無需為了加強訓練，將小腿位置降得過低，否則可能損傷腰部。

正確動作示意圖

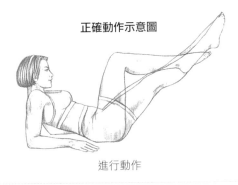

進行動作

不可聳肩

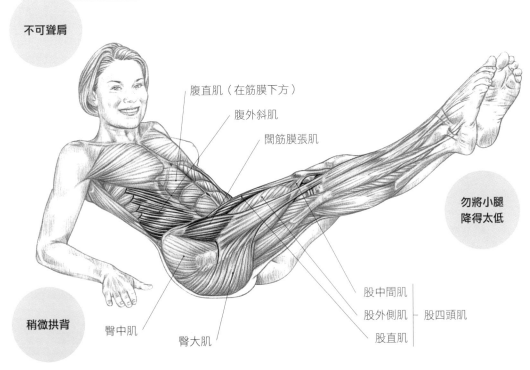

腹直肌（在筋膜下方）

腹外斜肌

闊筋膜張肌

勿將小腿
降得太低

股中間肌

股外側肌 ─ 股四頭肌

股直肌

稍微拱背

臀中肌

臀大肌

變化動作

為加強訓練，可將雙腿伸直並保持姿勢停頓約 10 秒，同時儘量緊縮腹肌。
切勿憋氣，吸氣時再次屈膝。

仰臥抬臀

定期練習，每周至少兩次，每組練習 10 ～ 20 下效果最佳，但動作必須緩慢且控制穩定，專心感受腹部核心肌肉群緊縮。動作不可急促猛烈，尤其是放下時，應保持平緩流暢。

目　　的：鍛鍊腹直肌、腹外斜肌和腹內斜肌

練習次數：3 組，一組 20 下

① 仰臥平躺，雙腿朝天空方向伸直，手臂靠在身體兩側，掌心朝向地面。
② 緊縮腹部，呼氣並緩緩抬起臀部離地，抬高骨盆，雙腿往上抬。
③ 吸氣時慢慢放鬆。待骨盆觸地，再重複動作至練習結束。

動作重點提示

- 呼吸：呼氣時，抬起腿部和骨盆，吸氣時放下。

- 姿勢：要達到訓練成效，關鍵在於控制動作，因此必須運用腹肌施力。不論抬起或放低，腹肌如「扣鎖」般牢牢收緊，肚臍往內縮。

Tips 不要抬得太高。如果無法控制放低的動作緩慢漸進，可將骨盆高度降低或採用變化動作（膝蓋彎曲）減小運動幅度。

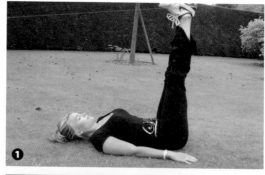

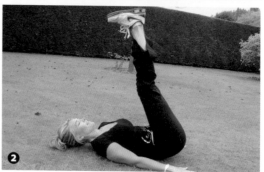

正確動作示意圖

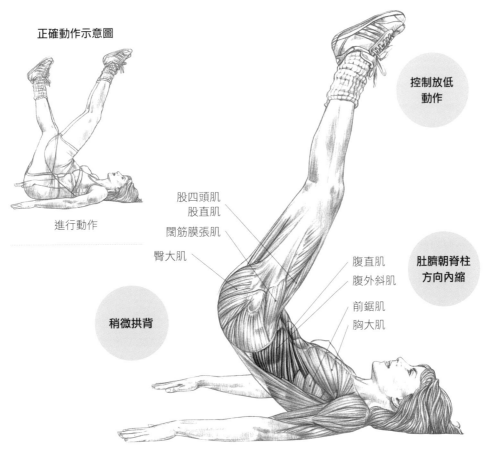

控制放低
動作

股四頭肌
股直肌
闊筋膜張肌
臀大肌

腹直肌
腹外斜肌
前鋸肌
胸大肌

肚臍朝脊柱
方向內縮

稍微拱背

進行動作

變化動作

在此練習中，腿部伸直程度取決
於膕繩肌（大腿後側肌肉）的柔
韌性。如果伸直有困難或無法將
放低的動作控制得緩慢平穩，可
將雙腿朝身體彎曲，膝蓋夾緊，
腳後跟貼近臀部。如此運動幅度
將會減小（背部維持平貼地面），
並增加腹直肌下側肌肉活動。若
感到本練習困難，記得將手放在
臀下，如此可避免腰部不當使力。

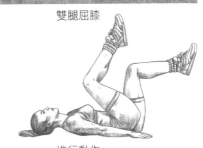

雙腿屈膝

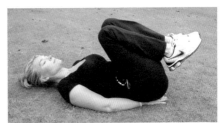

進行動作

空中腳踏車

本練習必須緩慢穩定進行，不可急促猛烈。練習次數不在多，而在於動作正確，及速度平穩緩慢。即使雙腿愈靠近地面，鍛鍊強度愈強，仍應將雙腿維持在稍高位置，以免腰部受傷。

目　　的：主要鍛鍊腹直肌（上腹部），其次是腹斜肌（包括腹內、外斜肌）
　　　　　和大腿上側肌肉（闊筋膜張肌和股直肌）

練習次數：3 ～ 4 組，每組 20 ～ 30 下

① 地面坐姿，肘部垂直於肩膀，前臂貼地，手掌朝下，雙腿彎曲，腳掌離地，緊縮腹部。
② 呼氣時，一腿伸直，腳尖往上勾或向前下壓繃直（勾腳尖更能促進大腿肌肉運動），然後，吸氣換該腿彎曲，另一腿伸直。
③ 如此輪流換邊直到練習結束。

動作重點提示

- 呼吸：可選擇單單吸氣或呼氣踩完一整圈（一腿伸展，接著另一腿），或是呼氣時一腿伸展，吸氣時另一腿伸展。

- 姿勢：開始時，雙腿儘量靠近地面練習，注意下背不可內凹，接著若感到肌肉發熱過度，或下背疼痛，則將腿稍微抬高，繼續做完練習。

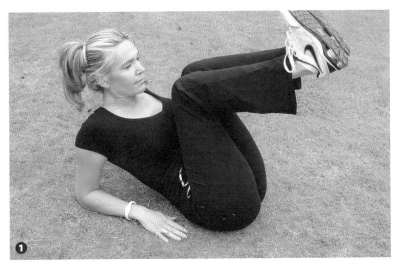

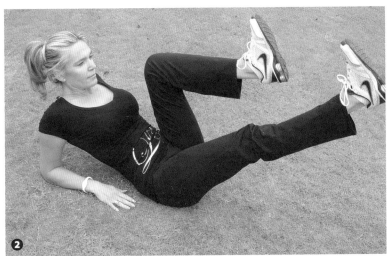

Tips 為了儘量減輕腰部不適，應注意修正姿勢：上半身打直，稍微拱背，骨盆向後傾（請參閱第 37 頁）。

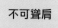

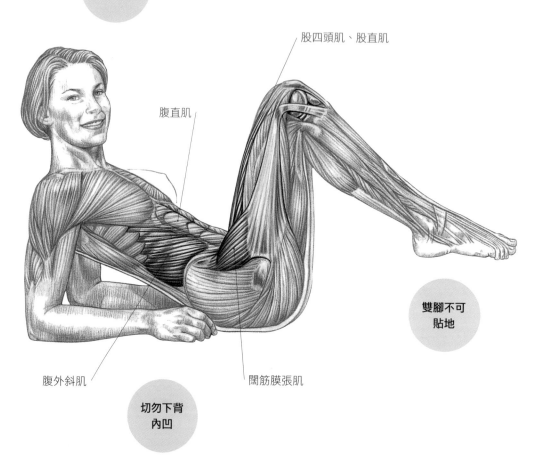

不可聳肩

股四頭肌、股直肌

腹直肌

雙腳不可
貼地

腹外斜肌

闊筋膜張肌

切勿下背
內凹

變化動作

為加強練習可先將伸直的腿稍微上下擺動,然後再朝身體方向彎曲。也可以
進行真正的「踩腳踏車」動作,將腿往上伸展,然後向下縮回,或「倒踩腳
踏車」(腿部由下往上移動)先伸展腿部,然後朝自己身體方向彎曲縮回。

轉體空中腳踏車

為確實完成動作，每一次用肘部靠近膝蓋時，務必捲曲脊柱，同時肩膀離地，這是非常重要的。切記肚子往內收緊，肚臍朝脊柱方向內縮。

目　　的：鍛鍊腹直肌（上腹部），尤其腹斜肌（包括腹內、外斜肌），其次大腿上側肌肉（闊筋膜張肌和股直肌）

練習次數：3 ～ 4 組，每組 20 ～ 30 下

① 仰臥平躺，雙手置於兩側耳旁，或交叉於頸後，但不可拉扯頸部，緊縮腹肌，頭部和肩膀離地，兩腿抬離地面並伸直，腳尖上勾或向前繃直。
② 呼氣時，一腿朝身體彎曲，同時帶動對側肘部朝膝蓋靠近。上半身側轉，雙肘保持距離並隨之朝向外側。吸氣時，換邊交叉做，同樣一腿伸直，另一腿朝身體彎曲，上半身側轉，同時帶動肘部朝其對側膝蓋靠近。
③ 如此左右交叉輪流直到練習結束。

動作重點提示

- **呼吸：**可選擇僅吸氣／呼氣做一個循環（用左手肘靠近右膝，然後右手肘靠近左膝），或呼氣時一側肘部靠近對側膝蓋，吸氣時交換邊做。

- **姿勢：**肘部愈靠近對側膝蓋，愈能緊縮腹斜肌和腹直肌。兩肘之間應保持距離。

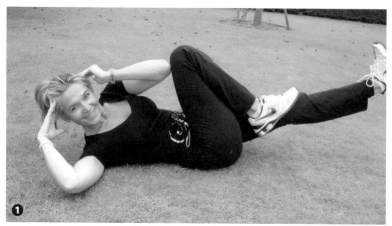

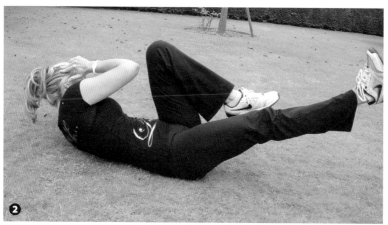

Tips 緊縮腹肌以免腰部受傷。肩膀離地，但下背和骨盆儘量保持不動。

變化動作

為加強練習，伸直的腿可先稍微上下擺動，然後再朝身體彎曲。亦可手臂往前伸直，雙腿彎曲，然後用右手觸碰右腳掌外側，左手觸碰左腳掌外側，或是挑戰更困難的動作，雙腿彎曲，用右手觸碰左腳掌內側，左手觸碰右腳掌內側。

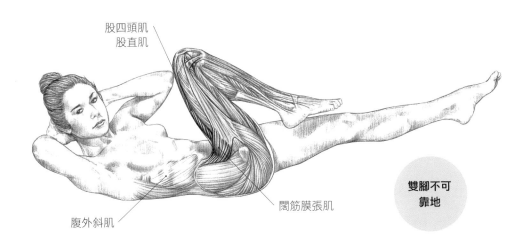

股四頭肌
股直肌

雙腳不可
靠地

闊筋膜張肌

腹外斜肌

切勿拉扯
頸部

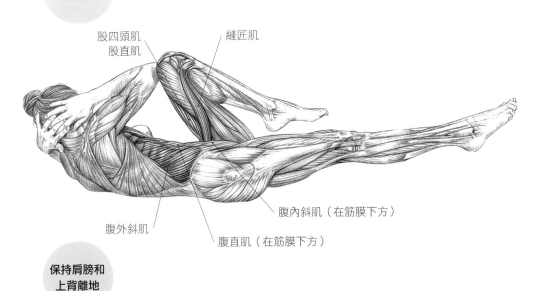

股四頭肌
股直肌

縫匠肌

腹內斜肌（在筋膜下方）

腹外斜肌

腹直肌（在筋膜下方）

保持肩膀和
上背離地

人面獅身式

本練習可伸展所有腹部核心肌群；在進行一系列的腹肌訓練後，本練習是精實肌肉的理想方法，讓肌肉不至於鍛鍊得過於粗壯，而是細緻精瘦（腹部平坦）。切記緊縮臀部肌肉，以免腰部受傷。保持呼吸緩慢且循序漸進。

目　　的：伸展腹部和腰部核心肌群

練習次數：做完腹部訓練後，保持此姿勢停頓 30 秒至 1 分鐘

① 身體向前俯伸，雙腿伸直，腳背緊貼地面，掌心朝下貼地，雙臂彎曲，與胸部同高。

② 手臂前推直到完全伸直，上半身抬高離地，頭、頸至脊柱對齊連成直線，收緊臀部。

③ 保持這個姿勢，訓練時緩緩呼吸，並專注身體的感覺，以免腰部拉傷。

動作重點提示

• 呼吸：伸展全程保持吸氣和呼氣深沉平靜。

• 姿勢：眼睛往高處看（勿扭曲頸部）以便同時伸展脊柱。

Tips 患有腰椎疾病者，禁止進行腹肌伸展運動。此外，注意不可聳肩，以免頸部肌肉緊張。

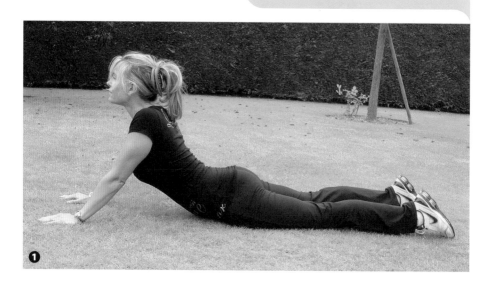

❶

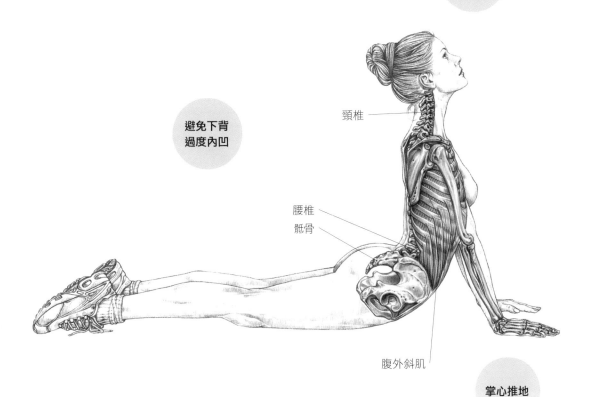

頭部不可
向後移動

避免下背
過度內凹

頸椎

腰椎

骶骨

腹外斜肌

掌心推地

變化動作

訓練時，若手臂伸直使
下背過於內凹，可稍微
彎曲手臂。反之，若覺
得本練習太容易，可沿
著地面划動雙腿使雙手
靠近髖骨兩側。

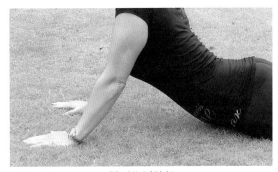

雙手靠近髖部

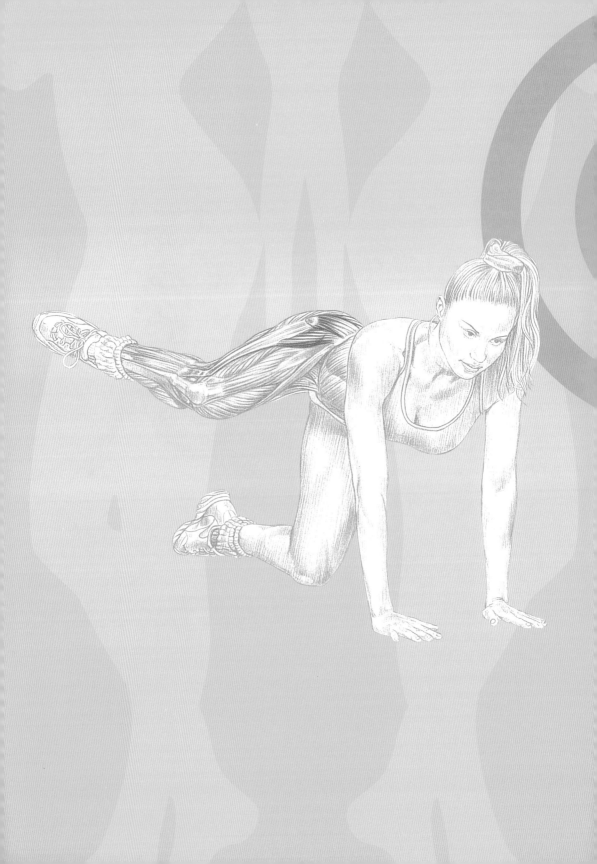

Part 4

打造迷人翹臀、消除馬鞍肉

臀部肌力訓練

側躺抬腿

定期練習 3 ～ 4 個月，每週 2 ～ 3 次，能讓你消除大腿側面多餘的脂肪（通常我們稱之為「馬鞍肉」）。一旦達到初步效果後，可以改為每周練習一至兩次以維持效果。

目　　的：鍛鍊臀中肌，有效消除馬鞍肉
練習次數：左右腿各做 2 ～ 3 組，每組 20 ～ 30 下

① 側躺，雙腿伸直並上下相疊，一側肘部貼地，另一側手掌撐地，切記緊縮臀部和腹部。
② 上方的腿先抬高，腳掌保持與地面平行，如此重複練習 20 ～ 30 下；呼氣時抬高腿部，吸氣時放低。
③ 換邊練習。

動作重點提示

• **呼吸**：呼氣時抬高，吸氣時放低。

• **姿勢**：抬起的腳掌應平行於地面，才能針對馬鞍肉鍛鍊。抬腿不宜過高，以免臀中肌未受到鍛鍊。

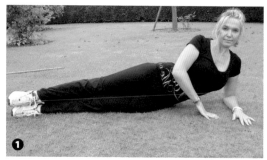

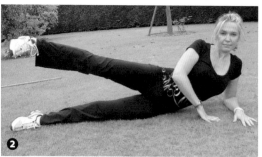

Tips 緊縮腹部以維持平衡，下背不可內凹，否則可能損傷腰部。

正確動作示意圖

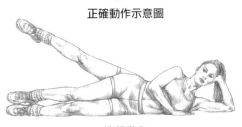

進行動作

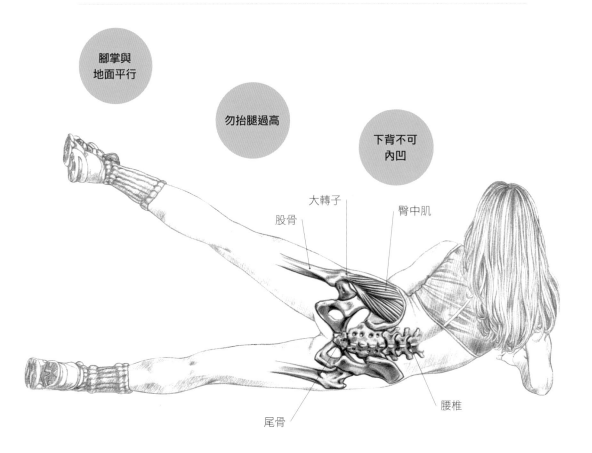

腳掌與
地面平行

勿抬腿過高

下背不可
內凹

大轉子

股骨

臀中肌

腰椎

尾骨

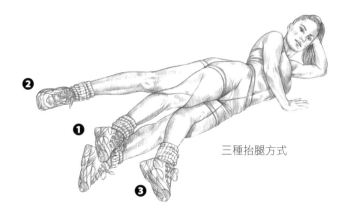

三種抬腿方式

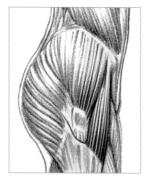
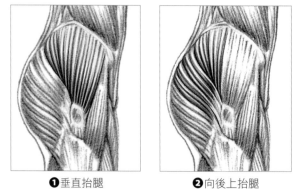

❶垂直抬腿　　　　　　❷向後上抬腿　　　　　　❸向前上抬腿

變化動作

為加強訓練，可在腿部抬至最高點時，延長呼氣，保持姿勢停頓約 5 秒，然
後再放低。另外，可使用腳踝綁帶或彈力帶鍛鍊。總之，要訓練臀部前面或
後面的肌肉，取決於腿部位置。

趴姿抬腿

這項訓練很適合一邊練習一邊做其他事情，例如趴在草地上，邊練習邊看雜誌。每次都盡可能多多練習，練習的密集度是最終成效的決勝關鍵！

目　　的：鍛鍊臀大肌和豎脊肌，塑造美臀纖腰
練習次數：左右腿各做 2 ～ 3 組，每組 20 ～ 30 下

① 俯臥，前臂撐地，掌心朝下，肩膀垂直於肘部，下背稍微內凹，一腿稍微抬高離地，腳尖繃直。

② 呼氣時，盡量將一腿抬高（勿靠背部施力），吸氣時，腿放低但不可觸地，直到重覆練習 20 ～ 30 下才可將腳放回地面。

③ 換邊練習。

動作重點提示

· **呼吸**：呼氣時抬高，吸氣時放低。

· **姿勢**：抬腿同側的腳尖繃直時，針對臀大肌鍛鍊；腳尖回勾時，則促使股四頭肌運動。重複抬起放低之間腿部不靠地，直到練習結束腳才重新回到地面。

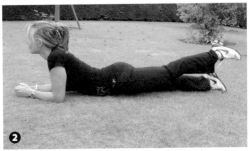
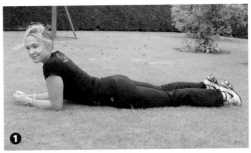

Tips 腹部稍微緊縮，下背輕微內凹，輕微即可，切勿用力過度，肩膀垂直於肘部，不可聳肩，拉伸脊柱。

正確動作示意圖

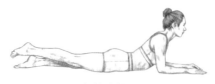

起始姿勢

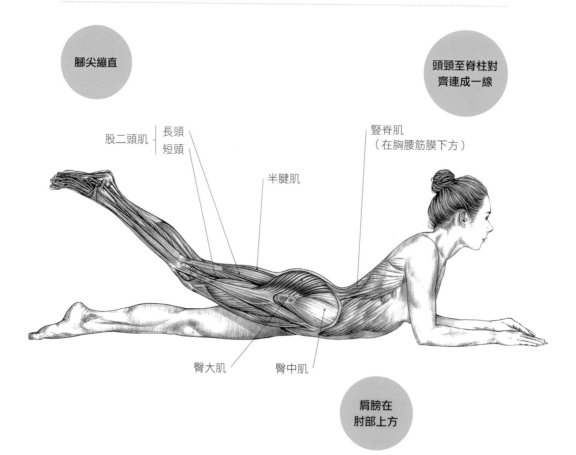

腳尖繃直

頭頸至脊柱對齊連成一線

股二頭肌　長頭
　　　　　短頭

半腱肌

豎脊肌
（在胸腰筋膜下方）

臀大肌　　臀中肌

肩膀在肘部上方

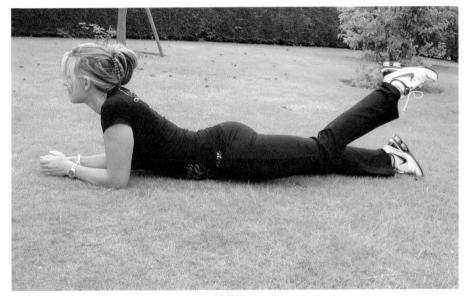

膝蓋彎曲

變化動作

為加強練習，將腿抬至最高點時，保持姿勢停頓約 2 ～ 3 秒，同時延長呼氣，然後才將腿放低。另外，也可使用腳踝綁帶或彈力帶鍛鍊。最後，可彎曲膝蓋以增加膕繩肌（大腿後側肌群）運動量。

跪姿抬腿

身體正確對齊時鍛鍊成效最佳。腿部無需過度抬高，否則可能造成下背過度內凹；注意保持上半身打直，要做到這點，必須腹部緊縮，兩側前臂貼地。

目　　的：鍛鍊臀大肌（提拉臀部曲線）

練習次數：左右腿各做 3 ～ 4 組，每組 20 ～ 30 下

① 跪姿，肘部和前臂貼地，頭、頸順勢延伸至脊柱，收緊腹部和臀部，一側膝蓋朝胸部下方彎曲。

② 呼氣時，一腿抬高朝身體後方伸直並勾起腳尖，吸氣時，回到起始姿勢，並曲膝靠近胸部。保持該側腿部不觸地，如此重複練習 20 ～ 30 下。

③ 換邊練習。

動作重點提示

• **呼吸**：呼氣時一腿抬高，吸氣時放低。

• **姿勢**：抬腿時，保持腳尖回勾以伸展小腿後側肌肉，並避免大腿肌肉緊張。

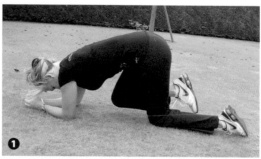

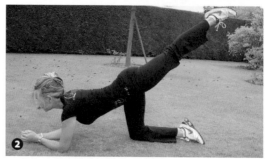

Tips 練習全程緊縮腹部以維持平衡；保持頭、頸至脊柱對齊連成一直線。

正確動作示意圖

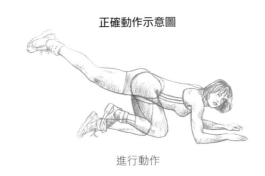

進行動作

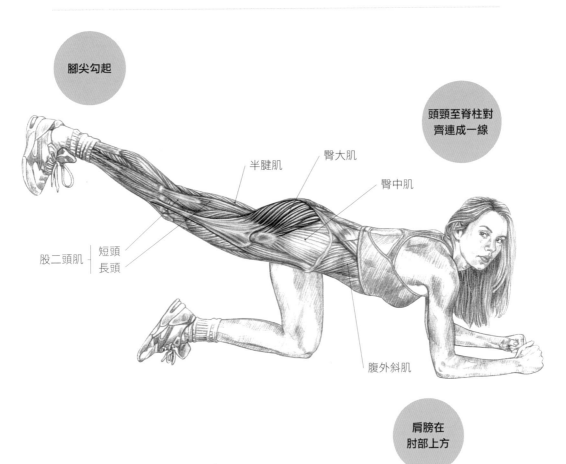

腳尖勾起

頭頸至脊柱對
齊連成一線

半腱肌

臀大肌

臀中肌

股二頭肌 ─ 短頭
　　　　　　長頭

腹外斜肌

肩膀在
肘部上方

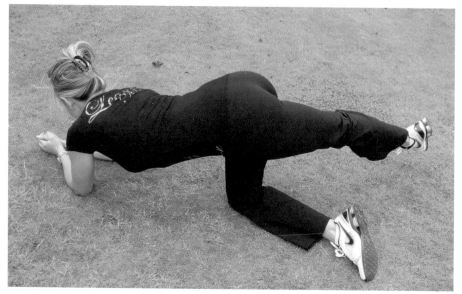

伸直抬起的腿朝支撐腿外側降低

變化動作

為加強練習，可在腿部抬至最高點時，保持姿勢停頓約 2 ～ 3 秒，同時延長呼氣，然後再將腿放低，或使用腳踝綁帶加以鍛鍊。此外，為使大腿內側肌肉和臀中肌（位於大腿外側）擴大運動範圍，伸直的那側腿可改成朝支撐腿外側放低，以取代原來的朝胸部下方曲膝。這項變化動作能讓平常很少鍛鍊到的肌肉有效運動，消除「大腿內側肉肉」的缺陷。

跪姿側抬腿

本動作對消除馬鞍肉及雕塑臀部外側曲線特別有效。注意不可扭傷脊柱：切記雙臂伸直，雙手平均施力支撐於地面，頭、頸至脊柱對齊連成直線。用力收緊腹部以保持姿勢穩定。

目　　的：鍛鍊臀小肌與臀中肌
練習次數：左右腿各做 3 ～ 4 組，每組 20 ～ 30 下

① 跪姿，雙臂伸直，雙手掌心朝下平放地面。頭部順勢延伸至軀幹，緊縮腹部和臀部。
② 呼氣時，腿部保持彎曲，膝蓋朝側面抬高。練習全程維持雙臂伸直及骨盆平直。吸氣時，回到起始姿勢，腿部不可觸地。如此重複練習 20 ～ 30 下。
③ 換邊練習。

動作重點提示

- **呼吸**：呼氣時腿部抬起，吸氣時放低。

- **姿勢**：若穩定性不佳，雙手距離可比肩膀略寬。如此不僅更加穩定，而且更強化臀肌的局部鍛鍊。

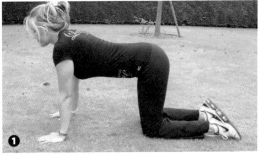

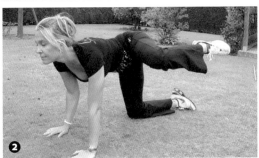

Tips 就生理上而言，髖部的外展受限：所以無需強行嘗試將大腿抬高至平行於地面，訓練成效並不會因此而增加。

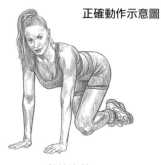

正確動作示意圖

起始姿勢

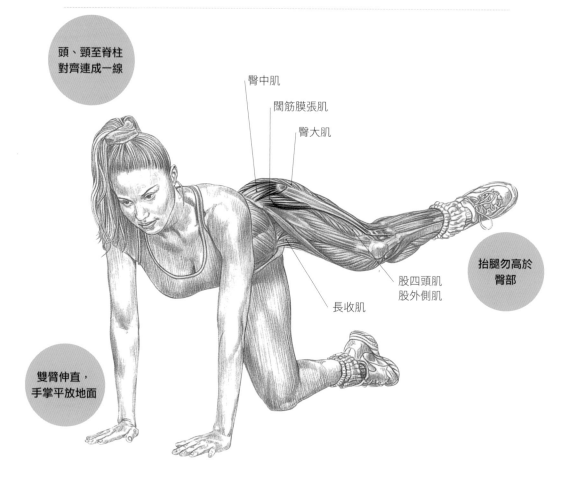

頭、頸至脊柱
對齊連成一線

臀中肌

闊筋膜張肌

臀大肌

股四頭肌
股外側肌

長收肌

抬腿勿高於
臀部

雙臂伸直，
手掌平放地面

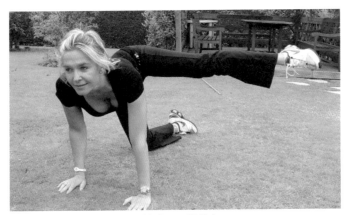

起始時，一腿伸直

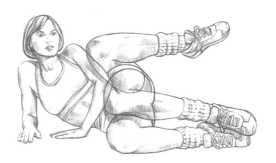

側躺練習

變化動作

為加強練習，可在腿部抬至最高點時，保持姿勢停頓 2 ～ 3 秒，同時延長呼氣，然後再放低。亦可先將腿部伸直，腳尖繃直，然後再曲膝並朝身體靠近。動作必須穩定流暢，不可急促猛烈或斷斷續續。若感到過於困難，可採側躺姿勢練習。

跪姿屈膝抬腿

本動作目的為使臀部更緊實且曲線優美，練習時記得臀部收緊。進行這項練習已經在鍛鍊臀肌，但有意識地運動能使訓練成效加倍。

目　　的：鍛鍊臀中肌與臀大肌

練習次數：左右腿各做 3 ～ 4 組，每組 20 ～ 30 下

① 跪姿，肘部和前臂平放地面，頭部與身體呈一直線，緊縮腹部和臀部，一腿抬高離地。

② 呼氣時，一腿抬高並朝身體後方彎成 90 度，腳尖勾起。吸氣時，回到起始姿勢，膝蓋不觸地。如此重複練習 20 ～ 30 下。

③ 換邊練習。

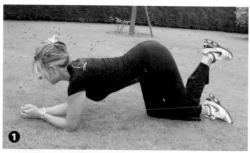

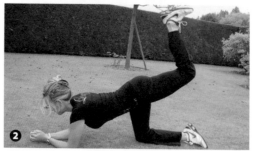

動作重點提示

• **呼吸**：呼氣時一腿抬高，吸氣時放低。

• **姿勢**：為同時鍛鍊大腿後側肌群（膕繩肌），須將腿彎曲成 90 度。腿部愈彎曲，運動幅度愈縮小並可能造成背部凹陷。

Tips 練習時，從頭到尾緊縮腹部以維持平衡，下背不可內凹；保持頭、頸至脊柱對齊連成一線。穩定控制放低的動作，抬起時勿過高，放低時速度不可過快。

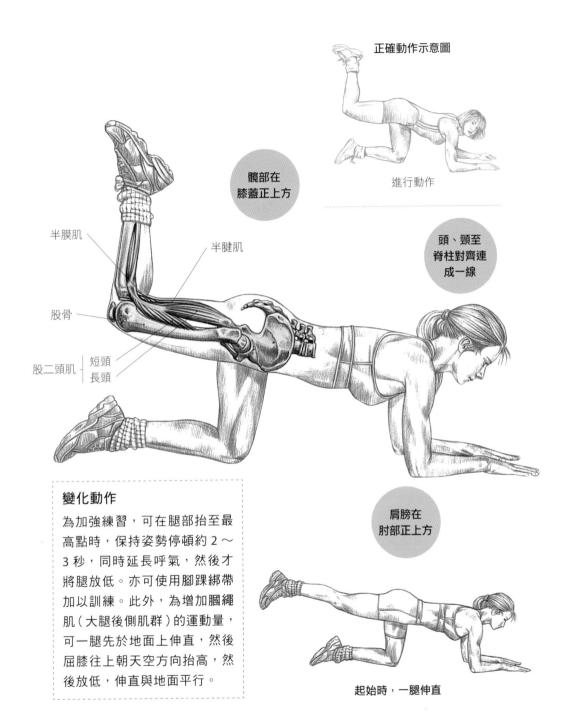

正確動作示意圖

進行動作

髖部在
膝蓋正上方

頭、頸至
脊柱對齊連
成一線

半膜肌

半腱肌

股骨

股二頭肌　短頭　長頭

肩膀在
肘部正上方

變化動作

為加強練習，可在腿部抬至最高點時，保持姿勢停頓約 2 ～ 3 秒，同時延長呼氣，然後才將腿放低。亦可使用腳踝綁帶加以訓練。此外，為增加膕繩肌（大腿後側肌群）的運動量，可一腿先於地面上伸直，然後屈膝往上朝天空方向抬高，然後放低，伸直與地面平行。

起始時，一腿伸直

跪姿超人式

這項穩定訓練能有效啟動大量肌肉，並鍛鍊腹部和背部肌肉。不過，必須注意保持姿勢不動。切記脊柱打直。

目　　　的：訓練肌肉平衡發展和增強肌力，主要訓練臀大肌（使臀部後方圓翹緊實）和下背肌肉群（腰方肌和豎脊肌）

練習次數：左右各保持姿勢停頓 30 ～ 40 秒，3 ～ 4 次

① 一側腿跪地，對側的手撐地，吸氣並緩緩抬起另一手及其對側的腿，使軀幹與下肢連成一直線。

② 保持姿勢，同時延長吸氣和呼氣；稍微收緊腹部，頭部和脊柱對齊連成一線。每一次呼氣時，抬起的腳稍微往後拉提，手臂往前伸直。

③ 換邊練習。

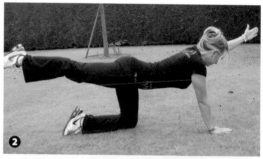

動作重點提示

• **呼吸**：練習時，從頭到尾保持吸氣和呼氣深長且平穩。

• **姿勢**：注意緊縮腹部、臀部和下背肌肉。保持姿勢停頓數秒，同時延長吸氣和呼氣。

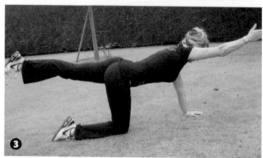

Tips 練習全程緊縮腹部以維持平衡，下背不可內凹；頭、頸至脊柱對齊連成一線，拉伸腿部並將手臂向前伸直，可幫助身體呈現優美直線。

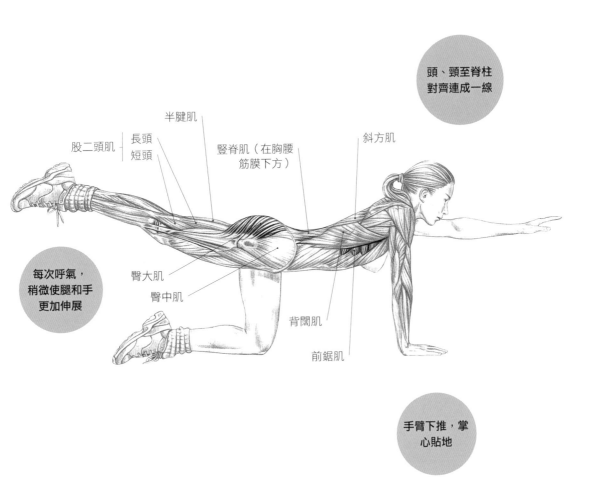

頭、頸至脊柱
對齊連成一線

半腱肌

股二頭肌　長頭
短頭

豎脊肌（在胸腰
筋膜下方）

斜方肌

每次呼氣，
稍微使腿和手
更加伸展

臀大肌

臀中肌

背闊肌

前鋸肌

手臂下推，掌
心貼地

變化動作
在維持姿勢時，伸直的手和腿可以輕快地上下微幅擺動。注意控制上下擺動
的動作穩定且運動幅度宜小。

橋式抬臀

練習全程保持眼睛看向胸部，以免損傷頸椎。

目　　的：鍛鍊膕繩肌和下臀部肌肉（臀大肌），雕塑腿部後側線條

練習次數：4 組，每組 30 下

① 仰臥平躺，雙臂靠身體兩側平放，掌心向下，雙腿彎曲，腳掌平放地面，背部緊貼地面，深吸氣並將肚臍朝脊柱方向內縮。

② 呼氣時，將骨盆抬高，一直到胸骨與膝蓋連成一直線。保持肩膀貼地，雙膝朝向正前方。

③ 呼氣時，緩緩放低骨盆但不可觸地，穩定控制動作，然後重複練習。

動作重點提示

• **呼吸**：呼氣時抬高骨盆，吸氣時放低。

• **姿勢**：膝蓋併攏以利腹肌和內收肌更加緊縮。

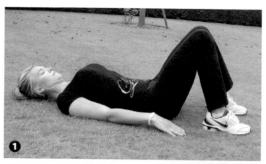

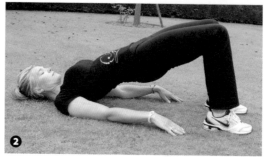

Tips 無需過度抬高骨盆，注意緊縮臀部和腹部，以免腰部受傷。

正確動作示意圖

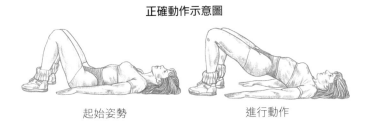

起始姿勢　　　　　　　　　　進行動作

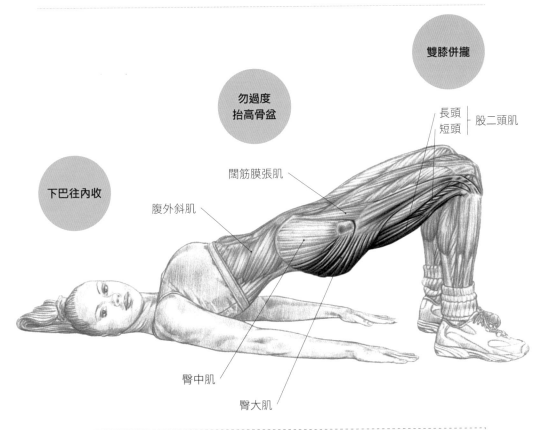

雙膝併攏

勿過度
抬高骨盆

下巴往內收

長頭
短頭｜股二頭肌

闊筋膜張肌

腹外斜肌

臀中肌

臀大肌

變化動作

為加強練習，可在骨盆抬至高點時，保持姿勢停頓約 10 秒，切勿憋氣。可進行一組小幅度擺動，節奏比前述完整的上升動作輕快些。

踩椅抬臀

下巴往內收，上背伸展於地面，雙肩距離儘量拉開，抬高時擴胸。需確保與長椅保持適當距離，起始姿勢必須雙腿彎成 90 度直角。臀抬起時至膝蓋、髖部和胸部形成一直線，勿再過高。

目　　的：鍛鍊膕繩肌並強化腓腸肌（小腿後側肌肉）
練習次數：4 組，每組 30 下。

① 仰臥平躺，雙臂靠身體兩側平放，掌心向下，雙腿彎曲呈直角，雙腳放在椅上，背部緊貼地面，深吸氣並將肚臍朝脊柱方向內縮。

② 呼氣時，將骨盆抬高，一直到胸骨與膝蓋連成一直線。保持肩膀貼地，雙膝朝向正前方。

③ 呼氣時，緩緩放低骨盆但不可觸地，穩定控制動作，然後重複練習。

動作重點提示

• **呼吸**：呼氣時抬高，吸氣時放低。

• **姿勢**：若能單靠腳後跟支撐，且在抬高骨盆時，仍不讓腳底接觸椅子，則訓練成效會更佳。

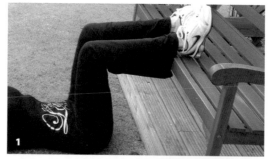

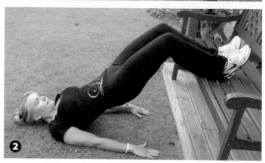

Tips 與長椅距離太近，容易造成下背過度內凹；距離太遠則容易姿勢不穩失去平衡。

正確動作示意圖

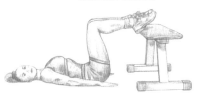

起始姿勢

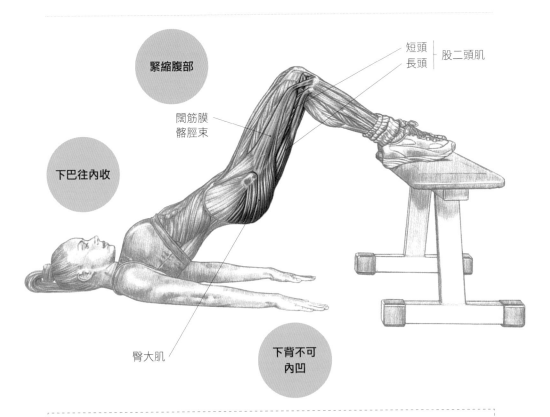

緊縮腹部

短頭 ｜ 股二頭肌
長頭

闊筋膜
髂脛束

下巴往內收

臀大肌

下背不可
內凹

變化動作

為加強練習，可在抬至最高點時，保持姿勢停頓約 4 ～ 5 秒，切勿憋氣。
或做一組小幅度擺動，節奏比前述完整的上升動作輕快些。或簡單地在抬高
時，快速收縮臀部肌肉。

單腿抬臀

貼地的腳穩固支撐以維持身體平衡，下巴往內收，眼睛看向胸部。肩膀、手臂和手掌協助穩定姿勢。

目　　的：鍛鍊膕繩肌和下臀部（臀大肌），有效對抗地心引力

練習次數：3 ～ 4 組，每組 20 ～ 30 下。

① 仰臥平躺，雙臂靠身體兩側平放，掌心向下，背部緊貼地面，一腿彎曲且腳掌穩固貼地，一腿抬起伸直，深吸氣並將肚臍朝脊柱方向內縮。

② 呼氣時，將骨盆抬高，一直到胸骨、骨盆與抬起的膝蓋和腳掌呈一直線。保持肩膀貼地，作為支撐的腿，將其膝蓋朝向正前方。

③ 呼氣時，緩緩放低骨盆但不可觸地，穩定控制動作，然後重複練習。完成一組練習再換邊做。

動作重點提示

• **呼吸**：呼氣時抬高，吸氣時放低。

• **姿勢**：伸直的那側腿應保持腳尖上鉤，以利拉伸小腿後側肌肉。

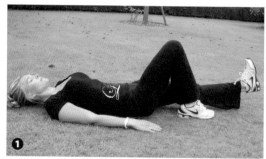

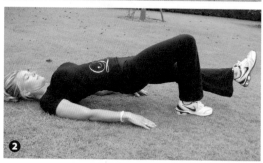

Tips 勿過度抬高骨盆或用力伸直腿部：保持兩側髖骨對齊。緊縮臀部和腹部，以免損傷腰部。

正確動作示意圖

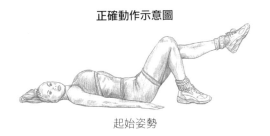

起始姿勢

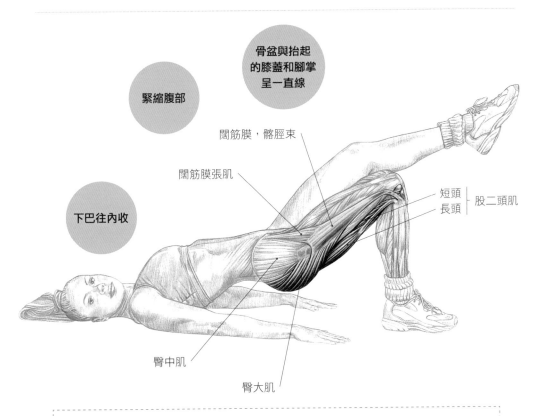

緊縮腹部

骨盆與抬起
的膝蓋和腳掌
呈一直線

闊筋膜，髂脛束

闊筋膜張肌

下巴往內收

短頭
長頭 } 股二頭肌

臀中肌

臀大肌

變化動作

為加強練習，可在骨盆抬至最高點時，保持姿勢停頓 3 ～ 4 秒，切勿憋氣。
可選擇單邊練習一組，然後再換邊練習一組，亦可在同一組內，左右腿輪流
抬高，在此情形下，每做一次就讓背部靠地休息一下。

腿後側拉伸

在臀肌和膕繩肌的訓練結束後進行。如果沒有足夠柔軟度可以完全伸展腿部，平放於地面的那側腿可稍微彎曲，另一腿高舉空中，但切記保持臀部貼地。

目　　的：結合肌力訓練，使大腿後側線條纖細修長

練習次數：停留 30 ～ 40 秒

① 仰臥平躺，一腿貼地伸直，另一腿朝腹部彎曲，雙手手掌放在屈膝的大腿下方。
② 將曲膝的腿部緩緩伸直，朝向天空盡可能伸展。
③ 將腿放下靠地休息，然後換邊練習。

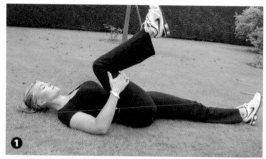

動作重點提示

- **呼吸**：拉伸全程保持呼吸深長且平穩。
- **姿勢**：伸直的那側腿應保持腳尖上鉤，以利拉伸小腿後側肌肉。

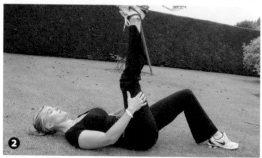

Tips 切勿強力拉伸腿部，練習時注意氧氣充足。可輕輕拉伸腿部，然後朝身體方向緩慢平穩地縮回，不可急促猛烈。

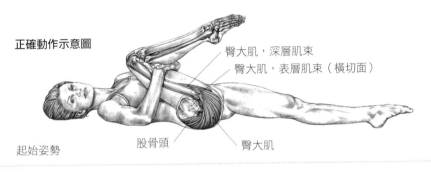

正確動作示意圖

臀大肌，深層肌束

臀大肌，表層肌束（橫切面）

股骨頭

臀大肌

起始姿勢

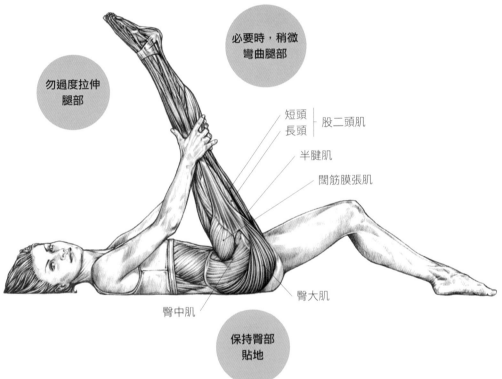

勿過度拉伸
腿部

必要時，稍微
彎曲腿部

短頭
長頭｜股二頭肌

半腱肌

闊筋膜張肌

臀大肌

臀中肌

保持臀部
貼地

變化動作

不論貼地伸直的腿和朝天空伸展的腿，都可稍微彎曲，端視個人柔軟度而定。將彎曲的腿部伸展時，有助於鍛練臀大肌；而將伸直的腿部伸展時，則更強化鍛鍊膕繩肌。

臀肌拉伸

這項練習可說是消除痠痛最簡易的方法，但也經常被忽略。經過證實，本項練習若結合肌肉訓練，必可增強訓練效果。所以在做完臀肌和膕繩肌的訓練時，別忘了預留時間，進行此拉伸運動。

目　　的：伸展和強化肌肉
練習次數：左右各停留 30 ～ 40 秒

① 地上坐姿，一腿伸直，一腿彎起並將腳掌放在伸直的腿外側。

② 一手放在臀部後方且手掌平貼地面，另一手往屈腿外側伸展。上半身保持挺直，將脊柱往上拉伸。

③ 保持此姿勢以拉伸臀肌，同時深呼吸，肘部可輕壓膝蓋外側以增強腿部的拉伸。然後換邊練習。

動作重點提示

- **呼吸**：拉伸全程保持呼吸深長且平穩。

- **姿勢**：保持背部挺直，如此不僅更能強化臀大肌的局部鍛鍊，也有利於供應肌肉更充足的氧氣。

> **Tips** 將貼地手掌的手指張開，以增加支撐力並因此得以拉伸脊柱向上；肚子往內收，使上半身和大腿之間有更大空間以利轉身。

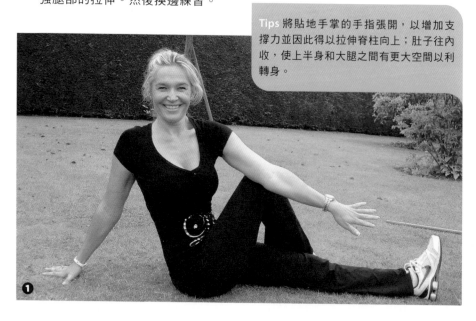

❶

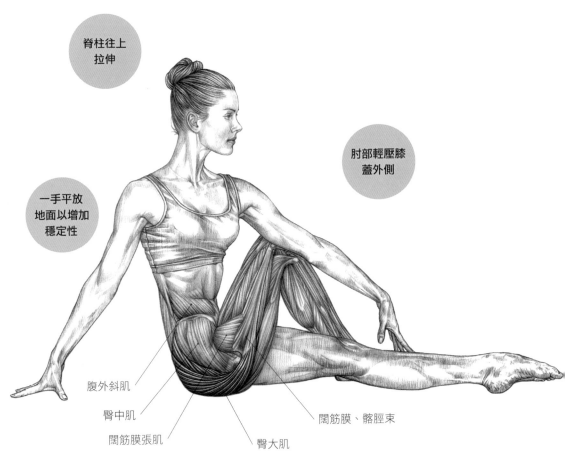

脊柱往上
拉伸

肘部輕壓膝
蓋外側

一手平放
地面以增加
穩定性

腹外斜肌

臀中肌

闊筋膜張肌

臀大肌

闊筋膜、髂脛束

變化動作

為增加腰部（豎脊肌）拉伸，還
有腹斜肌及頸部肌肉伸展，請加
強上半身的旋轉動作，張開肩膀
並擴張胸骨，頭部向後轉，眼睛
看向肩膀上方。

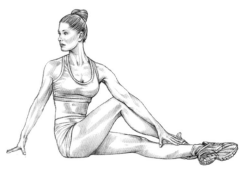

加強腰部拉伸

後抬腿伸展

這項訓練可使臀形圓翹，對於促進平衡亦有絕佳效果。將雙臂交叉於身體前方有助增加穩定性，但要保持姿勢真正穩定，一定要運用腹部核心肌群。

目　　的：鍛鍊臀大肌
練習次數：左右各做 3 ～ 4 組，每組 20 ～ 30 下

① 站立，雙腿伸直，骨盆呈後傾姿勢（請參閱第 30 頁）。
② 一腿支撐，腳掌平貼地面，緊縮腹部和臀部以保持平衡。呼氣時，另一腿往後抬高並保持伸直，雙臂交叉於身體前方。
③ 吸氣時，抬起的腿回到起始姿勢，腳掌不觸地，然後重複動作做完一組。再換邊練習。

動作重點提示

• **呼吸**：呼氣時抬高，吸氣時放低。

• **姿勢**：無論抬高或放低都可鍛鍊臀大肌，只要控制速度，保持動作緩慢漸進。

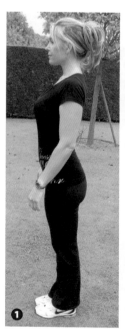

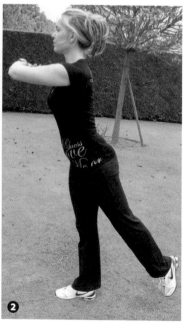

❶　　　　❷

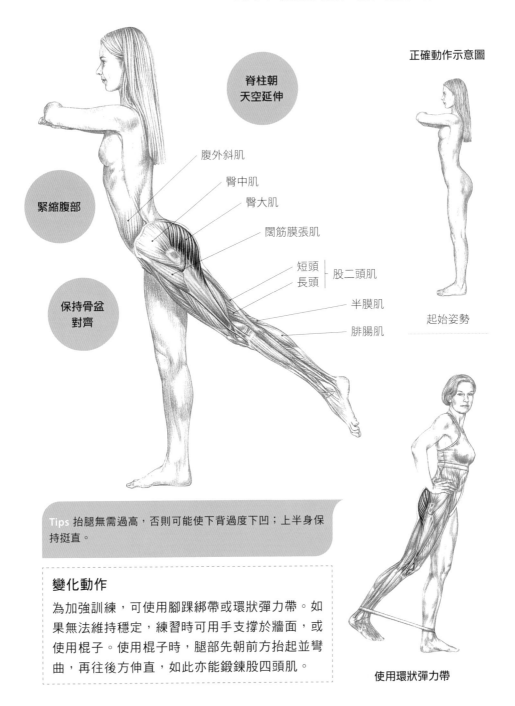

正確動作示意圖

脊柱朝
天空延伸

腹外斜肌

臀中肌

臀大肌

闊筋膜張肌

短頭
長頭 } 股二頭肌

半膜肌

腓腸肌

緊縮腹部

保持骨盆
對齊

起始姿勢

Tips 抬腿無需過高，否則可能使下背過度下凹；上半身保持挺直。

變化動作

為加強訓練，可使用腳踝綁帶或環狀彈力帶。如果無法維持穩定，練習時可用手支撐於牆面，或使用棍子。使用棍子時，腿部先朝前方抬起並彎曲，再往後伸直，如此亦能鍛鍊股四頭肌。

使用環狀彈力帶

121

站姿側抬腿伸展

這項練習針對消除馬鞍肉成效尤佳。為了保持平衡，尤其是使骨盆對齊，最重要的是運用腹部核心肌群。

目　　的：強化並緊實臀中肌和位於其下方的臀小肌

練習次數：左右腿各做 3 ～ 4 組，每組 20 ～ 30 下

① 站立，雙腿併攏，一手放在腰上，一手放在支撐（牆面或其他）以確保站穩。然後，一側腳掌稍微抬離地面。
② 呼氣時，緊縮臀部並將一腿朝側面伸直，腳尖上勾，腳掌與地面平行，以便強化腿部外側肌肉的局部鍛鍊。
③ 吸氣時，回到起始姿勢，腳掌不可觸地，重複練習做完一組，然後換邊練習。

動作重點提示

- **呼吸**：呼氣時抬高，吸氣時放低。

- **姿勢**：為確保訓練有效，務必讓伸直的腿與軀幹連成一直線，骨盆打直，兩側髖骨平行，腳尖上勾。

> **Tips** 抬腿無需過高，否則容易導致身體扭動；上半身應保持挺直。

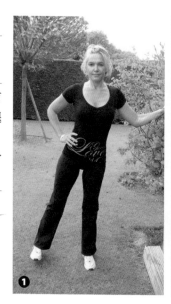

❶

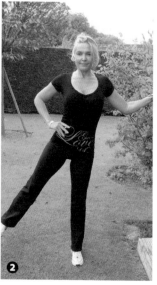

❷

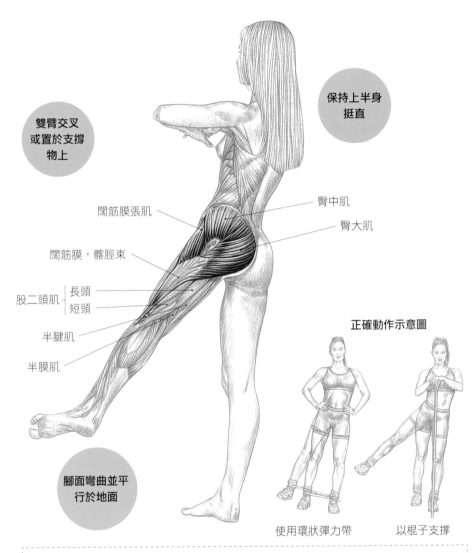

雙臂交叉
或置於支撐
物上

保持上半身
挺直

闊筋膜張肌

臀中肌

臀大肌

闊筋膜，髂脛束

股二頭肌 ─ 長頭
　　　　　 短頭

半腱肌

半膜肌

腳面彎曲並平
行於地面

正確動作示意圖

使用環狀彈力帶　　　以棍子支撐

變化動作

可使用棍子作為支撐物（置於側面或身體前方）。為加強訓練，可以使用腳
踝綁帶或以環狀彈力帶訓練。如果能夠保持穩定且覺得容易練習，可將雙臂
交叉於身體前方進行練習。若將腿稍微向前伸直，可加強鍛鍊闊筋膜張肌；
若稍微往後，則可加強鍛鍊臀大肌上側。

側抬腿後彎伸展

這項練習可以強化並緊實臀中肌，以及位於其下方的臀小肌；最後的彎曲動作更加強啟動臀大肌，因此所有臀部肌群都受到訓練。勿抬腿過高，骨盆保持直立不動；練習全程努力保持同樣姿勢，僅腿部下側移動。要確保姿勢正確，切記緊縮腹部！

目　　的：訓練臀部肌群
練習次數：左右腿各做 3 ～ 4 組，每組 20 ～ 30 下

① 站立，雙腿併攏，一手放在腰上，一手握棍以確保穩定。
② 呼氣時，緊縮臀部並將一腿朝側面伸直，腳尖上勾，腳掌與地面平行，以便加強訓練腿部外側的局部肌肉。
③ 再次呼氣，彎曲腿部下側，同時帶動腳跟靠近臀部後方，保持腳尖上勾。吸氣時，重新將腿伸直，重複動作。做完一組，換邊練習。

動作重點提示

• **呼吸**：呼氣時彎曲腿部，吸氣時伸直。

• **姿勢**：為達到訓練成效，應保持一腿伸直並對齊身體呈一直線，骨盆直立，兩側髖骨平行，腳尖上勾。

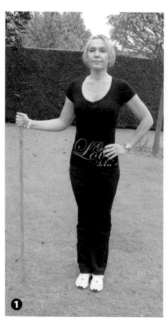

❶

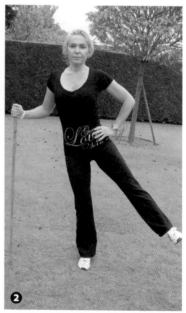

❷

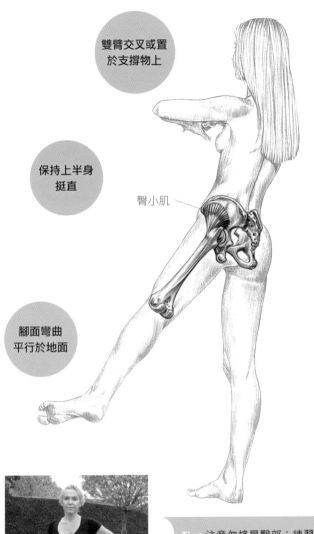

雙臂交叉或置於支撐物上

保持上半身挺直

臀小肌

腳面彎曲平行於地面

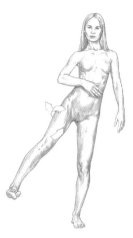

正確動作示意圖

單腿外展（一腿側抬伸展）、彎曲和內旋的動作，可鍛鍊所有臀小肌和臀中肌前側肌肉群

❸

Tips 注意勿搖晃臀部：練習全程保持背部挺直，骨盆面對正前方，兩側髖骨平行。

變化動作

根據個人感覺，若穩定性很好，練習時可選擇雙臂交叉於前或雙手叉腰，端視個人適合方式。練習過程中，雙手叉腰有助於控制骨盆直立不歪斜。

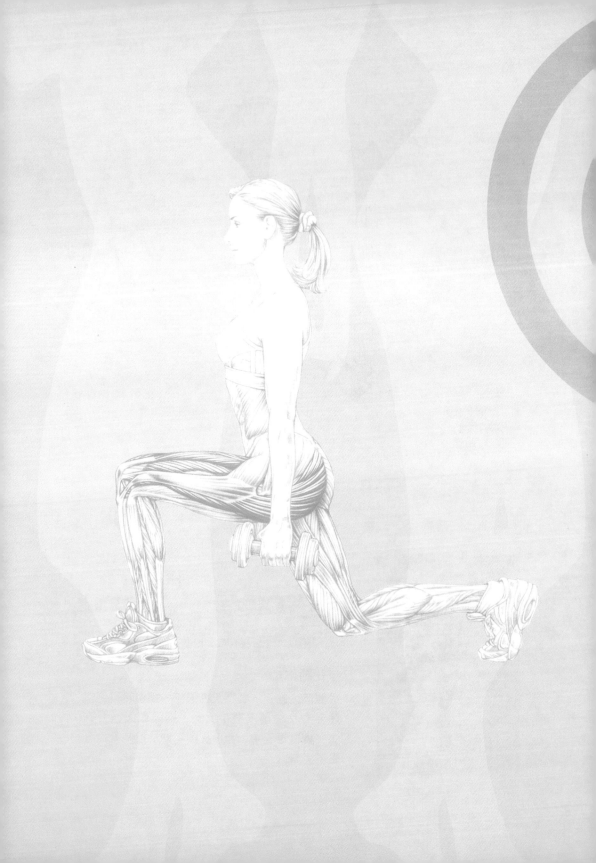

Part 5

緊實美腿、練出大腿縫

腿部肌力訓練

站姿抬膝

本動作有助緊實大腿前側，收緊腹部核心肌群並緊縮臀肌，以維持身體平衡和骨盆面向正前方。

目　　的：鍛鍊股直肌（股四頭肌）和闊筋膜張肌
練習次數：左右腿各做 3 ～ 4 組，每組 20 ～ 30 下

① 站立，雙腿併攏，雙手插腰，背部挺直，一腿支撐，另一腿稍微屈膝且踮腳尖。
② 呼氣時，收緊臀部，屈膝的那側腿往前抬高至膝蓋彎成直角，大腿平行於地面。
③ 吸氣時，回到起始姿勢，屈膝的那側腿保持腳底不著地，然後再次重複動作直到做完一組，換腿練習。

動作重點提示

- 呼吸：呼氣時抬起，吸氣時放低。

- 姿勢：為達最大訓練成效，可加強抬腿動作（即盡可能加快速度），但放低時，仍須注意控制動作穩定，以緩慢漸進方式進行。

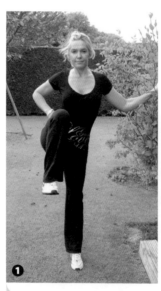
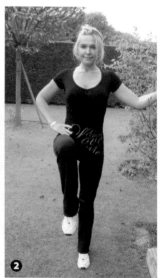

Tips 切勿腰背內凹；練習之前，先將骨盆調整為後傾位置（請參閱第 37 頁）。

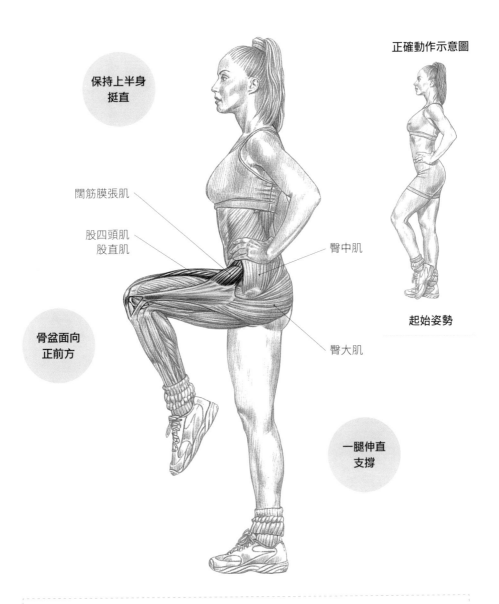

正確動作示意圖

保持上半身
挺直

閣筋膜張肌

股四頭肌
股直肌

臀中肌

臀大肌

骨盆面向
正前方

起始姿勢

一腿伸直
支撐

變化動作

亦可利用支撐物（手握棍棒或撐牆）。為加強練習，腳踝可穿戴負重器。最後，保持抬高姿勢停頓 2 ～ 3 秒，或將腿部帶往胸前，如此可同時鍛鍊臀大肌。

深蹲

這是可以訓練下半身的一種複合運動，熱身效果極佳，也可以當作未來訓練背棍深蹲（112 至 113 頁）的最佳入門練習。若發現身體前傾時無法保持平衡，可能是腳踝僵硬或股骨較長。此時可在腳後跟下面放一張墊子（例如三折體操墊），便可改善情況。

目　　的：鍛鍊股四頭肌和臀肌

練習次數：4 組，每組 30 下。

① 站立，雙腿微微張開，雙臂往前伸直，頭和背打直，挺胸，肩胛骨後收，一邊吸氣，一邊屈膝使身體放低，直至大腿平行於地面。
② 呼氣時，重新站起，回到起始姿勢。
③ 重複動作至練習結束。

動作重點提示

- 呼吸：吸氣時放低身體，呼氣時站起。

- 姿勢：為達到最大訓練成效，最重要的是穩定控制放低動作，避免急促猛烈。保持背部挺直，腳後跟不可觸地。

Tips 挺胸，肩胛骨後收（但不可腰背內凹）；勿駝背。頭部不可前傾，必須保持直立。

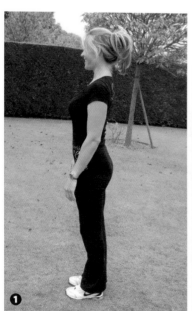

❶

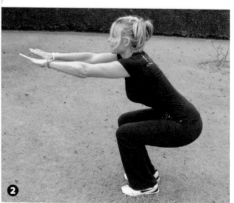

❷

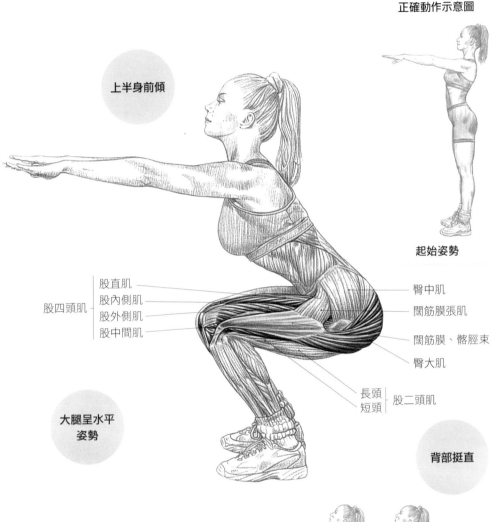

正確動作示意圖

起始姿勢

上半身前傾

股四頭肌
股直肌
股內側肌
股外側肌
股中間肌

臀中肌
闊筋膜張肌
闊筋膜、髂脛束
臀大肌

長頭
短頭
股二頭肌

大腿呈水平
姿勢

背部挺直

變化動作

為加強練習，可保持屈膝姿勢停頓 4 ～
5 秒。往前伸直手臂有助於保持良好姿
勢（避免往前跌倒），同時有助於緊
實手臂下側肌肉。亦可選擇雙臂交叉
於胸前或垂放於身體兩側以進行練習。

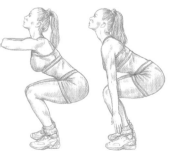

雙臂交叉於胸前或
垂放於身體兩側

舉重

可先用一根橫桿練習正確姿勢，以免造成疼痛，然後再慢慢練習負重 8 ～ 12 公斤。加上負重，不僅鍛鍊腹部和下背肌肉群，更促使斜方肌積極參與運動。

目　　的：鍛鍊股四頭肌、內收肌及臀大肌

練習次數：4 組，每組 15 下

① 站立，雙腿打開，兩側腳掌平行或朝外，但保持與膝蓋呈一直線，屈膝以帶動大腿呈水平姿勢。

② 上半身稍微前傾，收緊腹肌和臀肌，握舉地上橫桿，可根據負荷重量，選擇正握（兩手 掌心向內朝向自己），或正反握（一手掌心向內，另一手掌心向外）以防橫桿滑落。

③ 呼氣時，緩緩站起，不可急促猛烈，保持背部打直，緊縮腹肌和臀肌。吸氣時，將橫桿重新放回地面。

動作重點提示

· 呼吸：呼氣時起身，吸氣時放低。

· 姿勢：切記綁牢鞋帶以確保腳踝得到良好支撐。

Tips 錯誤姿勢會造成腰部疼痛。保持雙臂伸直，收緊臀部並運用腹肌，以防拉傷背部。

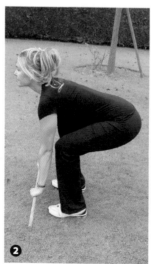

❷

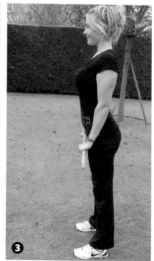

❸

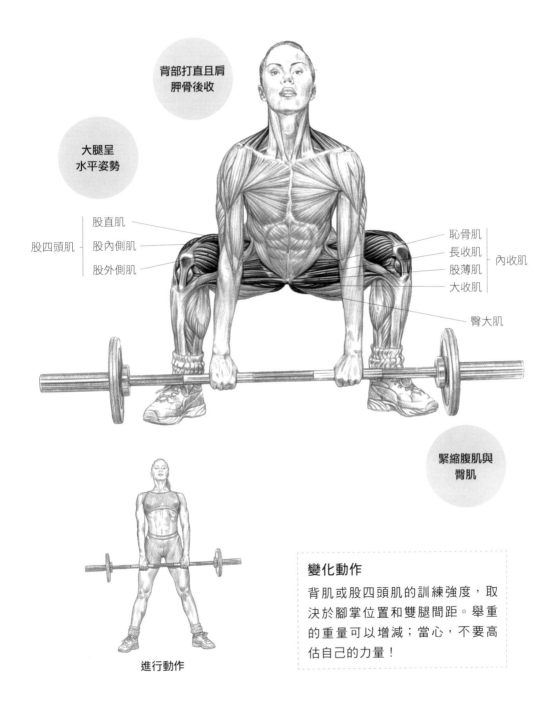

背部打直且肩
胛骨後收

大腿呈
水平姿勢

股四頭肌 　股直肌

　　　股內側肌

　　　股外側肌

恥骨肌

長收肌

股薄肌 　內收肌

大收肌

臀大肌

緊縮腹肌與
臀肌

進行動作

變化動作
背肌或股四頭肌的訓練強度，取
決於腳掌位置和雙腿間距。舉重
的重量可以增減；當心，不要高
估自己的力量！

背棍深蹲

練習時注意保持上半身挺直，切勿駝背，以免損傷腰部。站起或蹲低時，緊縮腹部和臀部。

目　　的：同時強化大腿和臀部的肌肉群

練習次數：4 組，每組 15 下

① 雙腳打開站立，兩側腳掌平行，抓舉棍子略高於肩膀以保持背部挺直。挺胸，肩胛骨稍微後收。

② 吸氣時，上半身稍微前傾，同時屈膝成直角。若無出現背部拱起，腳後跟亦未離地，可再蹲低些。

③ 呼氣時，重新站起並同時緊縮腹部和臀部。重複動作至完成練習。

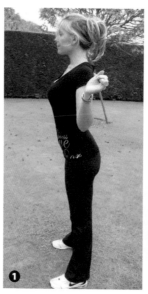
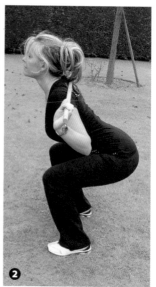

動作重點提示

· **呼吸**：呼氣時站起，吸氣時蹲低。

· **姿勢**：視個人能達到的運動幅度，儘量蹲低。腳後跟不可離地，也不可駝背。站起或蹲低時，注意控制動作，務求正確並緩慢平穩進行。

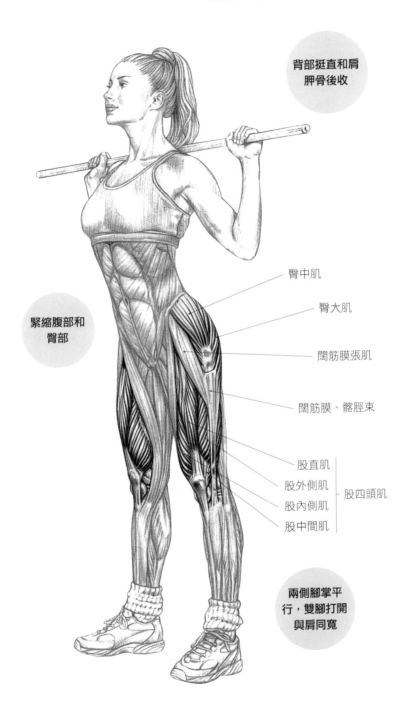

背部挺直和肩
胛骨後收

臀中肌

臀大肌

緊縮腹部和
臀部

闊筋膜張肌

闊筋膜、髂脛束

股直肌

股外側肌
　　　　　股四頭肌
股內側肌

股中間肌

兩側腳掌平
行，雙腳打開
與肩同寬

135

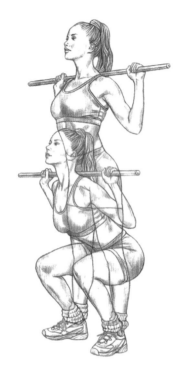

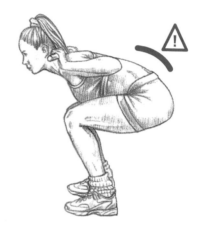

雙腳與肩同寬

動作錯誤

Tips 1 為避免損傷膝關節，雙腳打開與肩同寬，依其自然姿勢，腳掌相互平行或稍微朝外。

Tips 2 注意不可圓背。

變化動作

為加強練習，可在重新站起之前，保持姿勢停頓 4 ～ 5 秒，然後才站起。此外，背棍深蹲 也是舉重的絕佳入門練習；若能夠正確無誤地完成本練習，可開始進行 5 ～ 8 公斤的負重訓練。

寬距深蹲

寬距深蹲是複合度較高的健身運動之一。搭配輕啞鈴，可同時啟動股四頭肌（大腿前側）、內收肌、恥骨肌和股薄肌（大腿內側）、臀肌群、膕繩肌（大腿後側）、腹部肌群和腰　部（下背）肌群。

目　　的：鍛鍊鍛鍊臀大肌，並促進大腿內側肌肉（內收肌）運動
練習次數：4 組，每組 15 下

① 站立，雙腿打開拉大距離，兩側腳掌朝外，抓舉一根棍子或橫桿於肩膀上方以保持背部挺直。挺胸，肩胛骨稍微後收。
② 吸氣時，彎曲腿部直至大腿平行於地面，同時上半身稍微前傾（注意：腿部愈彎曲，背部傾斜度愈小）。
③ 呼氣時，重新站起並收縮腹部和臀部。重複動作直到完成練習。

動作重點提示

• **呼吸**：呼氣時起身，吸氣時蹲低。

• **姿勢**：雙腳間距不同，活動肌群亦隨之不同。因此可針對最想改善的大腿部位調整雙腳間距。

Tips 上半身稍微前傾並屈膝，以免損傷腰部，同時保護膝關節。

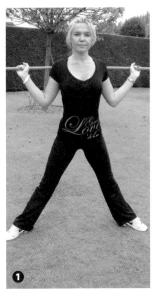
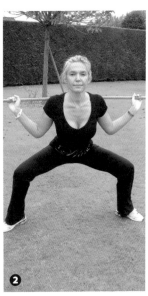

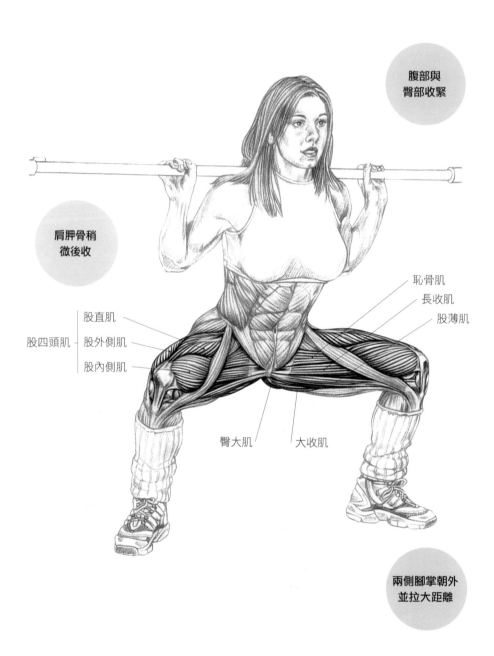

腹部與
臀部收緊

肩胛骨稍
微後收

恥骨肌

長收肌

股薄肌

股直肌

股四頭肌 股外側肌

股內側肌

臀大肌 大收肌

兩側腳掌朝外
並拉大距離

雙腳間距不同的深蹲

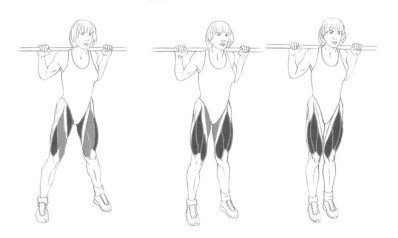

■ 高強度鍛鍊的肌肉部位　　■ 鍛鍊的肌肉部位

變化動作

為加強練習，重新站起前，保持姿勢停頓 4 ～ 5 秒，然後再起身。此外，負重的重量可從 5 ～ 8 公斤加以變化。最後，別忘了，鍛鍊的肌肉部位取決於雙腳間距。

早安體前屈

這項練習拉伸並強化背肌，也因此有利於訓練優美體態。由於同時間也拉伸所有的臀部肌群，所以對於緊實臀肌也非常有效。

目　　的：訓練優美體態，緊實臀肌
練習次數：3 組，每組 20 下

① 站立，雙腳打開與骨盆同寬，棍子置於肩胛骨上方以保持背部挺直。
② 吸氣時，上半身前傾並緩慢放低至成直角，下背勿內凹，亦不可拱背。
③ 呼氣時，抬高上半身，動作緩慢漸進並收緊臀部。

動作重點提示

- **呼吸**：吸氣時放低，呼氣時抬起。

- **姿勢**：為求發揮真正練習效果，每次重複動作宜緩慢穩定並專注肌肉的發力感。

Tips 下背不可內凹，頭、頸至脊柱對齊連成直線。亦不可拱背呈圓弧形，以免壓迫脊椎。

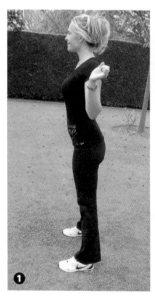

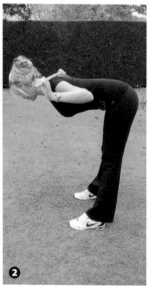

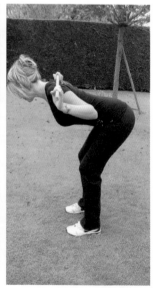

上半身放低時，膝蓋微彎

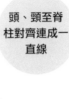

頭、頸至脊柱對齊連成一直線

背部打直

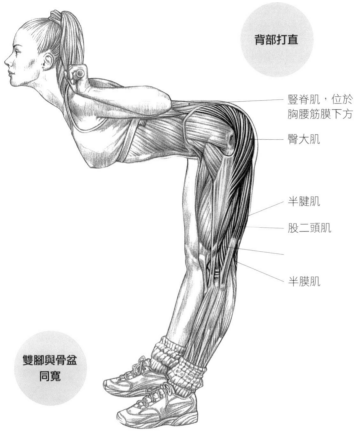

豎脊肌，位於胸腰筋膜下方

臀大肌

半腱肌

股二頭肌

半膜肌

雙腳與骨盆同寬

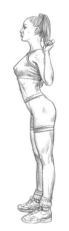

正確起始姿勢

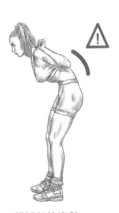

錯誤起始姿勢

變化動作
本練習在上半身放低時，稍微彎曲膝蓋，如此更能穩定控制腰骶部，不過大腿後側肌肉將因此減少鍛鍊。

登階運動

本動作可美化臀部線條並訓練大腿前側，為增強鍛鍊成效，呼吸應配合上下長凳的動作。你將發現一股動力產生，鼓舞你持續鍛鍊。

目　　的：鍛鍊臀大肌和股四頭肌

練習次數：左右各做 3 ～ 4 組，每組 20 ～ 30 下

① 站立，一腳平踩地面，雙臂交叉於胸前，注意雙臂不可觸及胸部，另一腿彎曲並放在長凳上。

② 吸氣，然後呼氣並登上長凳，另一腿稍微往後伸直以保持平衡，緊縮腹部和臀部。

③ 吸氣時，下來，腳掌平踩地面。重複動作不間斷約 20 多下，直到完成該組練習次數。然後換邊做。

Tips 雙臂交叉於胸前更有助於鍛鍊臀肌，且背肌不至於過度緊張。注意下背不可內凹，保持背部打直。

動作重點提示

• 呼吸：呼氣時登上，吸氣時下來。

• 姿勢：一腳登上長凳後，另一腳往後再抬高些，如此可加強訓練臀肌。

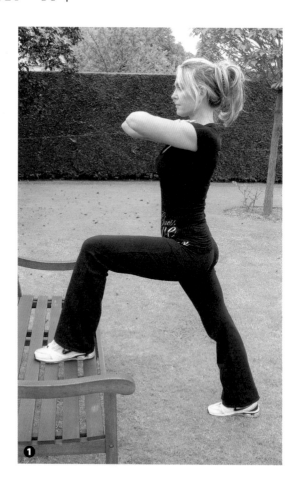

❶

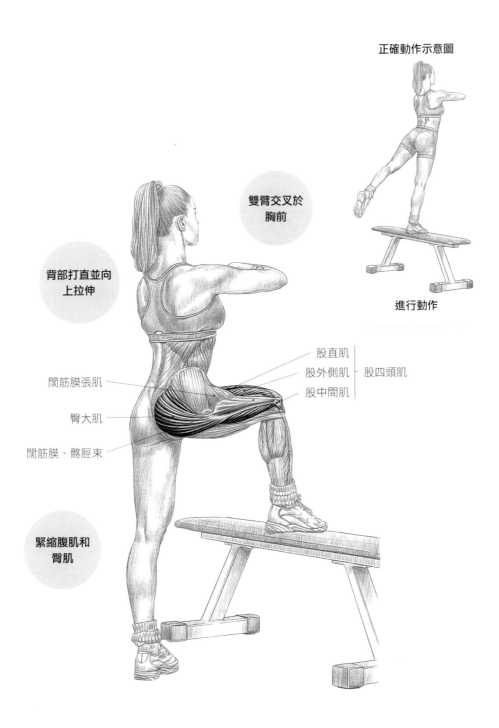

正確動作示意圖

進行動作

雙臂交叉於
胸前

背部打直並向
上拉伸

股直肌
股外側肌　股四頭肌
股中間肌

闊筋膜張肌

臀大肌

闊筋膜、髂脛束

緊縮腹肌和
臀肌

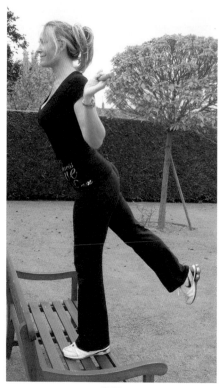

舉棍

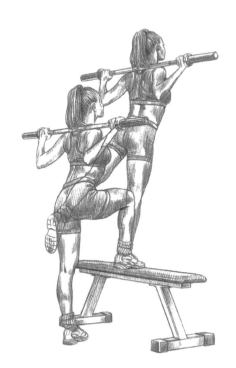

進行動作

變化動作

若無法讓背部打直或保持平衡,可嘗試將棍子放在肩胛骨上進行練習。而且
這項變化練習由於雙臂保持不動,更能增強鍛鍊腿部肌肉。可選擇左右腿輪
流做,或一腿做完一組再換邊做。

前弓步蹲

本動作可以雕塑大腿和臀部優美曲線，而且也是心血管保健運動。雙腿間距的大小，將決定哪個部位肌肉群受到鍛鍊：間距愈大，臀大肌的運動強度愈高；間距愈小，則股四頭肌的運動強度愈高。

目　　的：鍛鍊股四頭肌
練習次數：左右各做 3 ～ 4 組，每組 15 ～ 20 下

① 站立，上半身挺直，雙腿併攏，雙手叉腰。
② 吸氣時，一腿向前跨步並屈膝下蹲（弓箭步），另一側膝蓋勿觸地。
③ 呼氣時，回到起始姿勢。一腿做完一組，再換邊做。

動作重點提示

· **呼吸**：吸氣時，腿部彎曲；呼氣時站起。

· **姿勢**：保持上半身挺直，讓一側的腿部往後拉伸以鍛鍊股四頭肌，而另一側則鍛鍊臀肌。

Tips 注意膝蓋與腳踝垂直對齊，以免損害膝關節。

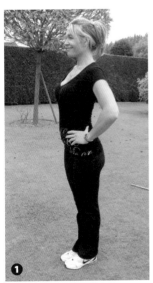
❶

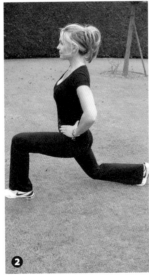
❷

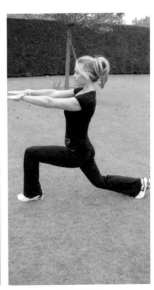

雙臂伸直

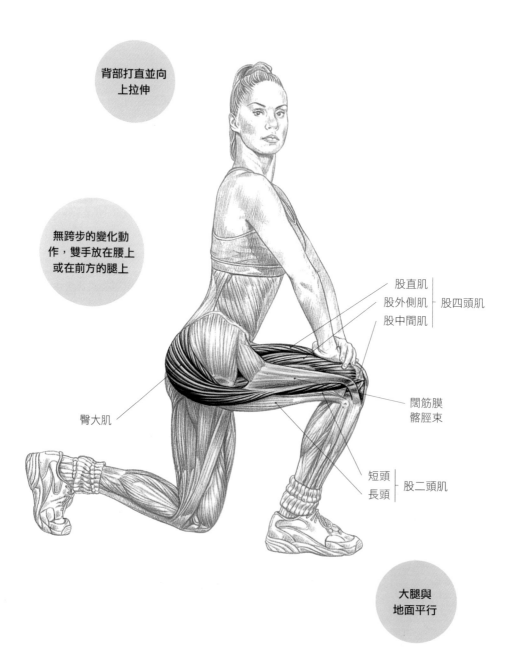

背部打直並向
上拉伸

無跨步的變化動
作，雙手放在腰上
或在前方的腿上

股直肌
股外側肌 ┐ 股四頭肌
股中間肌 ┘

闊筋膜
髂脛束

臀大肌

短頭 ┐ 股二頭肌
長頭 ┘

大腿與
地面平行

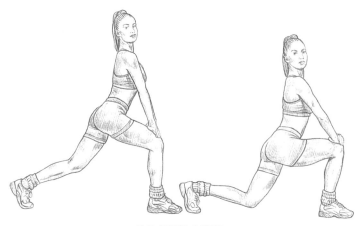

前後分腿拉大距離

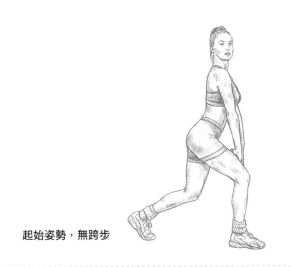

起始姿勢，無跨步

變化動作

若無法讓背部挺直或保持平衡，可將雙臂向前伸。

還有，也可從雙腿打開並稍微曲膝開始做起，在此情況下，只需雙腿稍微屈膝，然後伸直即可（僅向前彎曲，無須跨步做弓箭步）。

最後，可選擇先一腿做完一組，再換邊做，或在一組內左右腿輪流做，不過，兩腿分開做的成效較佳。

啞鈴弓步蹲

腿部彎曲時，主要重量會落在前腿，因此必須做到良好平衡，以保護膝關節，建議從輕量負重開始練習。

目　　的：鍛鍊臀大肌和股四頭肌、靜態鍛鍊手臂

練習次數：左右腿各 3 ～ 4 組，每組 15 ～ 20 下

① 站立，上半身挺直，雙腿伸直並稍微打開，雙臂垂放於身體兩側，手握啞鈴。

② 呼氣時，向前跨一大步，上半身盡可能保持挺直；吸氣時，回到起始姿勢。一腿做完一組，再換邊做。

Tips 1 下背勿內凹，緊縮腹部核心肌群。彎曲時，前伸的膝蓋和腳踝必須垂直對齊，且膝蓋不可超過腳踝。

Tips 2 可選擇一腿做完一組，再換邊做，或同一組內兩腿輪流做。只是兩腿分開做，訓練成效更佳。

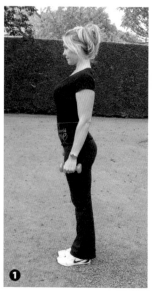
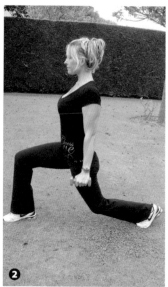

動作重點提示

- **呼吸**：吸氣時腿部彎曲；呼氣時起身。

- **姿勢**：若要針對臀大肌鍛鍊，跨一大步使前後分腿間距加大。若偏重鍛鍊股四頭肌，則跨一小步。緩慢下蹲並控制動作，一旦大腿平行於地面，便馬上彈起站立，回到起始姿勢。

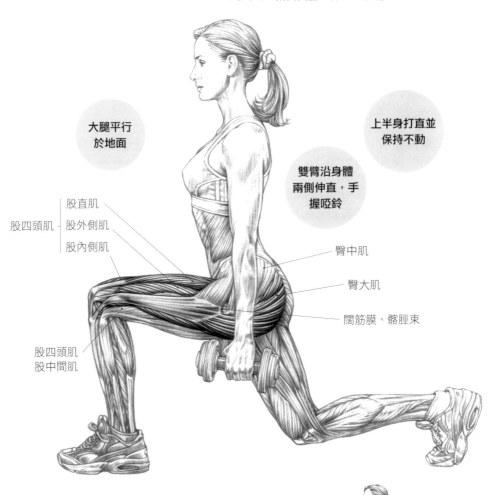

大腿平行
於地面

上半身打直並
保持不動

雙臂沿身體
兩側伸直，手
握啞鈴

股四頭肌 ─ 股直肌
股外側肌
股內側肌

臀中肌

臀大肌

闊筋膜、髂脛束

股四頭肌
股中間肌

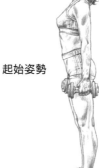

起始姿勢

變化動作

亦可交替做前跨蹲和後跨蹲（一腿向
後伸，上半身隨之移動傾斜、手臂沿
身體兩側伸直）。此變化動作可協同
鍛鍊大腿和臀部肌群以及手臂。

149

側弓箭步

這項訓練要求單腿支撐身體大部分重量，因此建議一組最多做 20 下，左右
輪流，即左右腿分別做 10 下，注意動作正確以防膝關節受傷。

目　　的：屈膝腿可鍛鍊股四頭肌、臀中肌和臀大肌的所有肌群（大腿前側、
　　　　　臀部側面和後面）；伸直腿可拉伸內收肌

練習次數：3 ～ 4 組，每組左右輪流做 20 下

① 站立，上半身挺直，雙腿伸直併
　攏或打開與肩同寬，雙臂自然擺
　放於身體兩側。
② 吸氣時，一腿側弓步，上半身跟
　著側向移動並稍微前傾，以免損
　傷背部。彎曲的膝蓋垂直於腳踝
　和腳掌，大腿平行於地面。
③ 呼氣時，回到起始姿勢。左右腿
　交替做側弓步 20 下。

動作重點提示

• 呼吸：吸氣時一腿屈膝下蹲，呼氣
　時站起。

• 姿勢：一腿屈膝下蹲時，上半身跟
　著往側向移動，以防下背肌群介入
　支援而出現代償，並更能強化另一
　側伸直腿的內收肌，以及屈膝腿的
　大腿外側肌群。

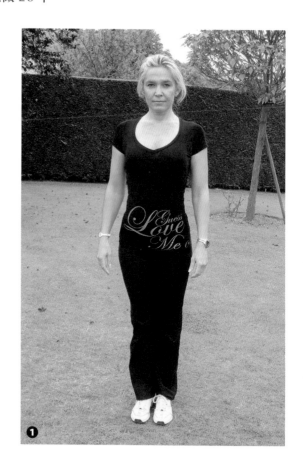

❶

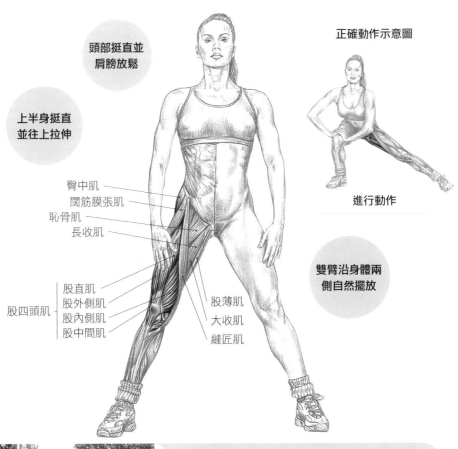

頭部挺直並
肩膀放鬆

正確動作示意圖

上半身挺直
並往上拉伸

進行動作

臀中肌
闊筋膜張肌
恥骨肌
長收肌

雙臂沿身體兩
側自然擺放

股四頭肌
　股直肌
　股外側肌
　股內側肌
　股中間肌

股薄肌
大收肌
縫匠肌

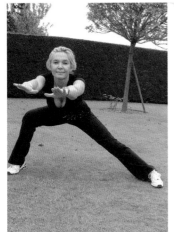

雙臂前伸以增加穩定

Tips 為保護膝關節和腳踝，屈膝下蹲時，腳掌儘量貼合地面踩穩。

變化動作

屈膝時，可將雙臂往前伸（手臂使力）或將雙手置於膝上以增加穩定。變化運動幅度：起始或收回，可雙腳併攏或稍微打開，向側面跨一大步做側弓步，或選定起始姿勢後，採比較靜態的方式，一腿先彎曲再做簡單的伸展，接著將重心移至另一側並彎曲另一側腿

站姿腿後側拉伸

這項伸展運動務求溫和適度，以保護膝關節及避免韌帶拉傷。動作應配合呼吸節奏，不可急促猛烈，每次呼吸儘量拉伸得更遠。

目　　的：拉伸腿部後側所有肌肉群，使臀大肌至小腿後側肌群緊緻修長
練習次數：本練習適合在做完腿部訓練時，左右各保持姿勢停頓 30 ～ 40 秒

① 站立，脊柱打直並向上拉伸，一腿前伸，腳跟著地，腳尖朝身體方向回勾。另一側腿稍微屈膝（膝蓋不可超過腳尖），上半身開始緩緩向前傾。

② 雙手放在屈膝的大腿上，身體重心跟著往前，背部保持挺直以強化拉伸。

③ 保持這種姿勢，同時配合深呼吸。然後換邊做。

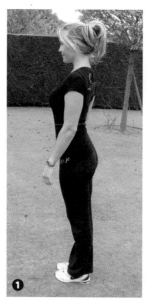 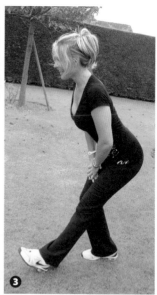

動作重點提示

- **呼吸**：整個拉伸過程裡，保持呼吸深沉平靜。

- **姿勢**：保持背部挺直，上半身儘量往前傾以強化拉伸，尤其是臀肌的拉伸。另一側腿伸直，腳尖朝身體方向回勾以訓練小腿肌肉群。

Tips 雙手放在支撐身體主要重量的單腿上，以利放鬆膝關節，稍微屈膝。

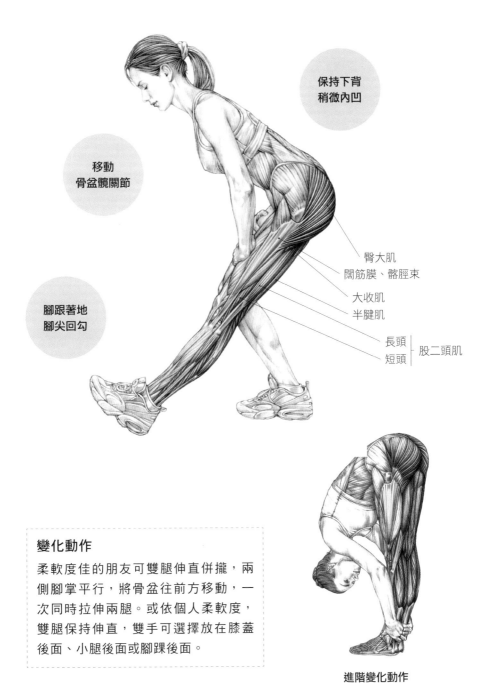

保持下背
稍微內凹

移動
骨盆髖關節

臀大肌
闊筋膜、髂脛束

大收肌
半腱肌

腳跟著地
腳尖回勾

長頭
短頭 ┤股二頭肌

變化動作

柔軟度佳的朋友可雙腿伸直併攏，兩側腳掌平行，將骨盆往前方移動，一次同時拉伸兩腿。或依個人柔軟度，雙腿保持伸直，雙手可選擇放在膝蓋後面、小腿後面或腳踝後面。

進階變化動作

板凳腿後側拉伸

伸展運動是釋放一天壓力的最佳方法，也適合在腿部訓練後進行。試著放空腦袋，只專注於呼吸，把每一次呼氣想像成清空一切負面思緒。

目　　的：拉伸腿部後側所有肌肉群，使臀大肌至小腿後側肌群緊緻修長
練習次數：左右各保持姿勢停頓 30 ～ 40 秒

① 站立，脊柱往頂上拉伸，一腿向前伸直並置於長凳上，腳尖上勾。另一腿伸直並平踩地面，上半身稍微前傾。

② 雙手放在抬高的的大腿上，上半身順勢前傾，背部始終保持挺直以強化拉伸。

③ 深呼吸並保持此姿勢。接著換腿練習。

動作重點提示

- **呼吸**：做伸展運動時，全程保持呼吸深沉平靜。

- **姿勢**：保持頭、頸至脊柱對齊連成直線，才能拉伸全部脊柱。下巴稍微內收，眼睛固定看向鼻尖。

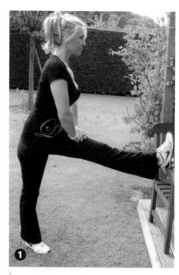
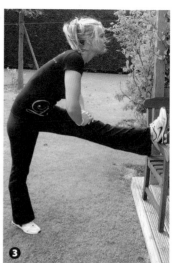

> **Tips** 雙手放在控制上半身放低動作的那側腿上；切勿將背部拱成圓弧形，儘管這樣一來，可能使您無法再放低 10 ～ 15 公分。移動的部位在於骨盆，而非彎曲背部。

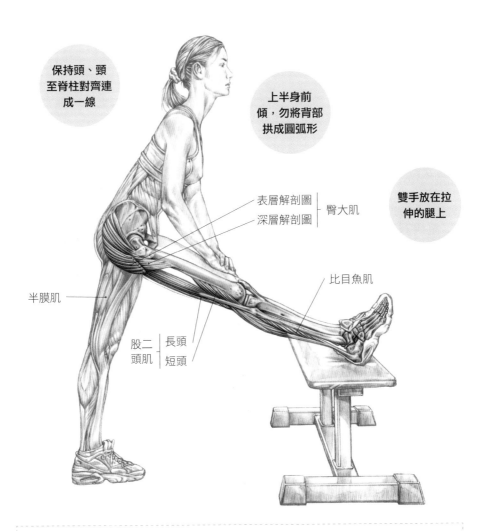

保持頭、頸
至脊柱對齊連
成一線

上半身前
傾，勿將背部
拱成圓弧形

雙手放在拉
伸的腿上

表層解剖圖 ┐
　　　　　├ 臀大肌
深層解剖圖 ┘

半膜肌 ——

比目魚肌

股二　┌ 長頭
頭肌　└ 短頭

變化動作

依個人柔軟度，放置腿的長凳可換成不同高度的支撐物，重點在於保持兩側
髖部對齊同高，並從骨盆位置移動上半身。

一腿伸直並腳尖上勾，是為了同時拉伸小腿後側肌群，但若希望針對臀部和
膕繩肌拉伸，則腳尖下壓繃直。

踮腳尖瘦小腿

這項練習不使用任何支撐物，主要是利用收緊腹部核心肌群以保持穩定，並促使你同時訓練平衡感。不論抬高或放下都應緩慢漸進。

目　　的：鍛鍊小腿肌肉，使小腿線條優美緊緻

練習次數：3 組，每組 20 下

① 站立，雙腿併攏，兩側腳掌平行，雙手叉腰，腹部和臀部稍微收緊。

② 呼氣時，緩慢踮起腳尖。

③ 吸氣時，緩慢漸進地回到起始姿勢。重複動作至完成練習。

Tips 上半身挺直，肩膀放鬆，骨盆稍微向後移動（請參閱第 37 頁），收緊腹部和臀部以維持身體平衡。

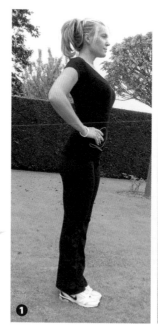
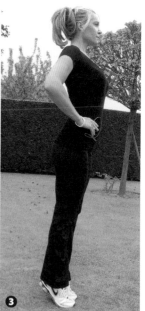

動作重點提示

• **呼吸**：呼氣時抬高，吸氣時放下。

• **姿勢**：調整腳掌位置，即能針對小腿外側（訓練時腳掌應朝內）或內側（訓練時腳掌朝外）鍛鍊；若選擇兩側腳掌平行，則必須有支撐物。

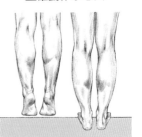

正確動作示意圖

利用階梯進行訓練

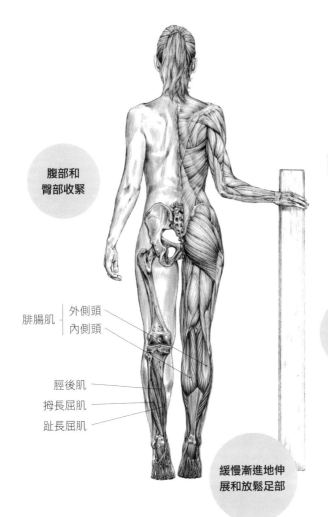

腹部和
臀部收緊

腓腸肌 {
外側頭
內側頭
}

脛後肌
拇長屈肌
趾長屈肌

雙腿平行並
伸直

緩慢漸進地伸
展和放鬆足部

變化動作

若無法保持平衡，可雙手扶在椅背上，或一手撐於
支撐物上（如牆壁、門框）。

為增加運動強度並在放下時拉伸足底肌肉，可利用
階梯進行練習，惟這項變化動作務必手持支撐物。

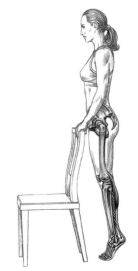

雙手扶在椅背上

啞鈴單腳提踵

這項運動一次集中鍛鍊一側小腿。原因是，練習時間必須夠久直到肌肉有發熱感才能產生效果，故一次集中訓練單側之成效勝過左右輪流。

目　　的：單獨鍛鍊小腿，雕塑腿部下方曲線

練習次數：3 ～ 4 組，每組 20 ～ 30 下

① 一腿支撐站立，其腳尖踩在一支撐物上，另一腿稍微彎曲。一手扶住支撐物以保平衡，另一手握啞鈴並沿身體側面自然垂下。
② 呼氣時，支撐腿的腳尖緩慢踮起。
③ 吸氣時，漸進地回到起始姿勢，或稍微超過些（即騰空的腳跟稍微低於踩在支撐物的腳尖）。重複動作至練習結束。

Tips 為了避免腰背不當支援而出現代償，或關節負荷過重，應保持上半身挺直，運用腹部核心肌群出力並收緊臀部。

動作重點提示

• **呼吸**：呼氣時抬起，吸氣時放下。

• **姿勢**：為加強練習效果，不論抬起或放下，切記收緊臀部。還有，增加負重無益於訓練成效，故使用輕量啞鈴即可！

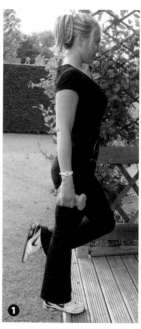
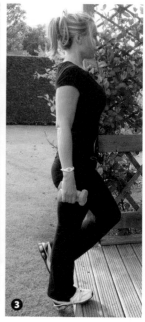

正確動作示意圖

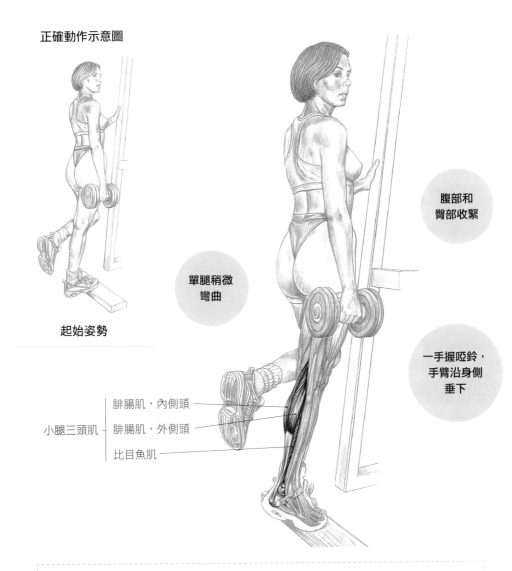

起始姿勢

腹部和
臀部收緊

單腿稍微
彎曲

一手握啞鈴，
手臂沿身側
垂下

小腿三頭肌　── 腓腸肌，內側頭
　　　　　　　　腓腸肌，外側頭
　　　　　　　　比目魚肌

變化動作

若已能充分掌控本練習之動作，可在腳尖踮起時，保持姿勢停頓 4 ～ 5 秒，
放低至一半時，保持姿勢停頓 4 ～ 5 秒，最後完全放低時，同樣保持姿勢停
頓 4 ～ 5 秒，然後重新開始。

小腿後側拉伸

本練習對腿部肌肉訓練後的小腿肌肉拉伸效果極佳，平時或訓練中出現抽筋時，亦可藉此練習消除抽筋。

目　　的：使小腿曲線緊緻修長。

練習次數：做完小腿和腿部的肌肉訓練後，左右各保持姿勢停頓 30 ～ 40 秒。

① 站立，脊柱往上拉伸，雙手叉腰，一腿前伸，腳掌平貼地面。此時雙腿伸直，
　　上半身稍微前傾。
② 前伸腿緩慢漸進地彎曲膝蓋，直到膝蓋垂直於腳踝。一邊將骨盆往前移動，
　　一邊維持後側的腿伸直，腳跟踩穩地面。
③ 深呼吸保持此姿勢。接著換邊練習。

動作重點提示

• **呼吸**：拉伸全
程保持呼吸深
沉平靜。

• **姿勢**：腳跟必
須穩固貼地，
本練習才能充
分產生效果

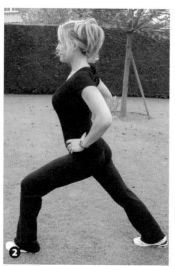

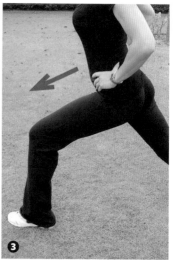

Tips 骨盆面向正前方，兩側髖骨對齊同高，背部打直並稍微前傾。單腿屈膝，注意膝蓋不可超過腳尖。

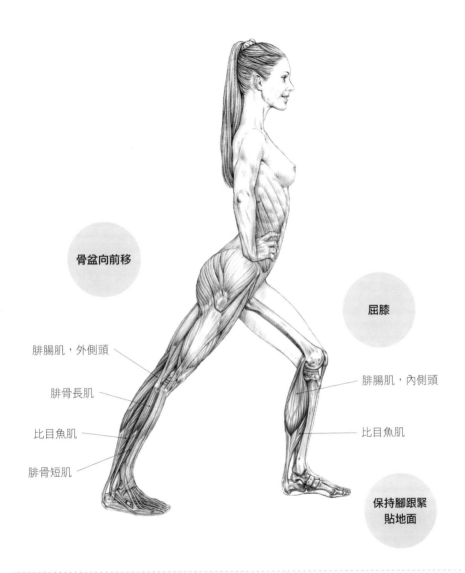

骨盆向前移

屈膝

腓腸肌，外側頭

腓腸肌，內側頭

腓骨長肌

比目魚肌

比目魚肌

腓骨短肌

保持腳跟緊
貼地面

變化動作

為強化拉伸，可面對牆壁練習，將雙手掌心平貼牆壁，一手施力推向牆壁，
同時一腿向前彎曲。亦可根據個人柔軟度，一腿屈膝於支撐物上（長凳或牆
面），如此能同時拉伸內收肌。

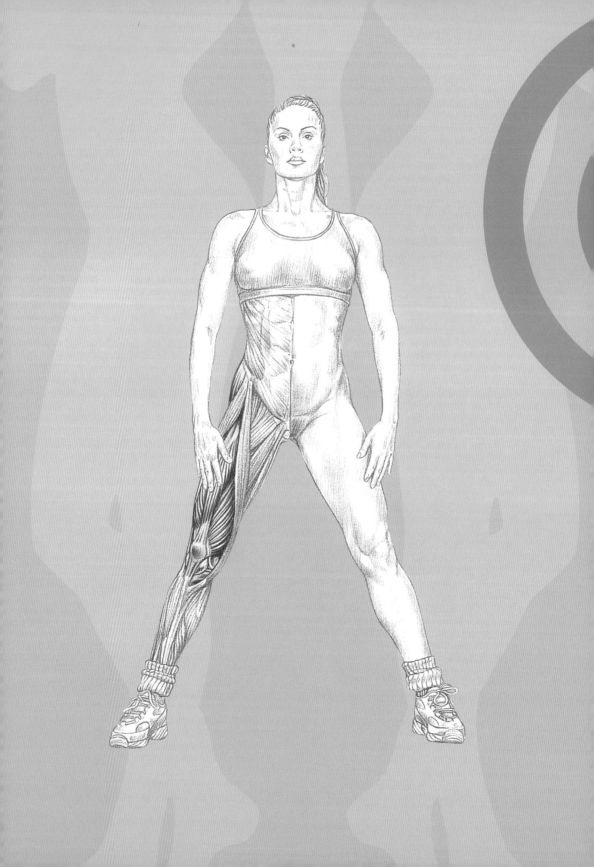

Part 6

設計個人專屬
訓練計畫

認識體型，有效訓練

天生體型分類

仔細觀察周遭的人，你可能已經注意到人的體型一般可分成三大類型。

這三類體型從胚胎發育逐漸成形。人類胚胎從第二周開始產生三層初級胚層：表層稱作「外胚層」，中間稱作「中胚層」，內層稱作「內胚層」。每一層最終發育形成人體各部位：

▶ 外胚層形成皮膚和感覺器官，以及中樞神經系統和周圍神經。

▶ 中胚層主要形成骨骼、肌肉、生殖泌尿器官、心血管系統和血液。

▶ 最後，內胚層形成腸黏膜和相關腺體。

A. 外胚型

外胚型體型的人，四肢修長且肩膀狹窄。新陳代謝旺盛，幾乎沒有脂肪，肌肉不是很發達。他們的肌肉經常缺乏彈性，背部容易出問題，姿勢下垂且腹部凸出。

因此，這類體型的女性應加強鍛鍊姿勢肌和腹部深層肌肉。

B. 中胚型

這類體型通常容易長肌肉且結實有力，骨架和關節粗壯，肩膀寬闊且胸廓發達。

他們不易發胖，只要稍加鍛鍊，健身成效非常顯著。

此外，由於這類體型的人偏向積極活躍，通常好動且喜愛運動！

C. 內胚型

內胚型最大特徵在於身材豐腴，使得骨架和肌肉不明顯。雖然骨架不比中胚型的粗大，但因代謝緩慢，所以容易囤積脂肪，特別是在大腿和腰部，這種情況可能造成膝蓋問題。

內胚型的人若想擁有健美身材，減少脂肪囤積，就必須定期鍛鍊並搭配均衡飲食，不過，也不宜過度訓練或限制熱量，否則會導致營養不足。

如何設計專屬訓練計畫

上述三大類體型是以「典型」分類，當然，很少人天生體型完全符合單一典型，多數人是混合型。儘管如此，學會認識自己天生體型的主要特徵仍然非常重要，因為，我們雖然無法選擇自己的天生體型，但我們可以付諸行動，修正自己不喜歡的缺點。

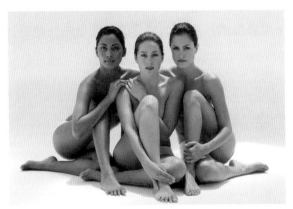

認識自己的體型，選擇合適訓練菜單，緊實效果才能事半功倍。

三大體型個人訓練計畫

透過本書認識了一些人體解剖構造，

你將可以替自己量身訂做一套訓練計畫，

鍛鍊出緊實的肌肉，

實現你夢想的身材。

執行步驟如下：

1. 根據前面的解說，確認自己屬於 ABC 哪種體型。

2. 每週實踐訓練計畫兩至三小時。

3. 記得補充水分（運動前、中、後）。

4. 每次訓練進行五至十分鐘的拉伸運動（伸展操）

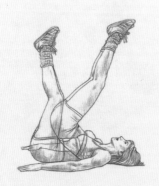

體型 A・初級

腰部・伸展訓練

☐ 站姿舉棍轉體 ── ▶▶ 第 49 頁 ── 30 下 ×2 組

☐ 靜態腰部伸展 ── ▶▶ 第 46 頁 ── 30 秒 ×2 組

腹部肌力訓練

☐ 空中腳踏車 ── ▶▶ 第 84 頁 ── 15 下 ×2 組

☐ 仰臥抬腿 ── ▶▶ 第 79 頁 ── 20 下 ×3 組

☐ 仰臥捲腹 ── ▶▶ 第 64 頁 ── 15 下 ×3 組

臀部肌力訓練

☐ 側躺抬腿 ── ▶▶ 第 94 頁 ── 左右腿各 15 下 ×2 組

☐ 跪姿超人式 ── ▶▶ 第 108 頁 ── 左右各 30 秒 ×2 組

☐ 橋式抬臀 ── ▶▶ 第 110 頁 ── 20 下 ×3 組

☐ 站姿側抬腿伸展 ── ▶▶ 第 122 頁 ── 左右腿各 20 下 ×2 組

腿部肌力訓練

☐ 深蹲 ── ▶▶ 第 130 頁 ── 10 下 ×2 組

☐ 寬距深蹲 ── ▶▶ 第 137 頁 ── 10 下 ×2 組

☐ 登階運動 ── ▶▶ 第 142 頁 ── 左右腿各 10 下 ×1 組

☐ 啞鈴單腳提踵 ── ▶▶ 第 158 頁 ── 左右腿各 15 下 ×2 組

體型 A・中級

腰部・伸展訓練

☐ 靜態腰部伸展 —— ▸▸ 第 46 頁 —— 40 秒 ×2 至 3 組

☐ 板凳腿後側拉伸 —— ▸▸ 第 154 頁 —— 左右腿各 1 分鐘 ×2 組

☐ 人面獅身式 —— ▸▸ 第 90 頁 —— 1 至 2 分鐘 ×2 組

腹部肌力訓練

☐ 仰臥起坐 —— ▸▸ 第 72 頁 —— 20 下 ×3 組

☐ 仰臥捲腹 —— ▸▸ 第 64 頁 —— 20 下 ×3 組

☐ 仰臥抬臀 —— ▸▸ 第 82 頁 —— 20 下 ×3 組

☐ 抬腿捲腹 —— ▸▸ 第 66 頁 —— 30 下 ×3 組

臀部肌力訓練

☐ 跪姿抬腿 —— ▸▸ 第 100 頁 —— 左右腿各 30 下 ×2 組

☐ 踩椅抬臀 —— ▸▸ 第 112 頁 —— 20 下 ×3 組

☐ 單腿抬臀 —— ▸▸ 第 114 頁 —— 左右腿各 20 下 ×3 組

☐ 跪姿側抬腿 —— ▸▸ 第 103 頁 —— 左右腿各 20 下 ×3 組

腿部肌力訓練

☐ 背棍深蹲 —— ▸▸ 第 134 頁 —— 20 下 ×3 組

☐ 寬距深蹲 —— ▸▸ 第 137 頁 —— 20 下 ×3 組

☐ 前弓步前 —— ▸▸ 第 145 頁 —— 左右腿各 15 下 ×3 組

☐ 側弓箭步 —— ▸▸ 第 150 頁 —— 左右各 20 下 ×2 組

體型 A・高級

腰部 ・ 伸展訓練

☐ 臀肌拉伸 ── ▸ 第 118 頁 ── 左右腿各 2 分鐘 ×3 組

☐ 腿後側拉伸 ── ▸ 第 116 頁 ── 左右腿各 3 分鐘 × 2 組

☐ 人面獅身式 ── ▸ 第 90 頁 ── 3 分鐘 ×2 組

腹部肌力訓練

☐ 抬腿捲腹 ── ▸ 第 66 頁 ── 30 下 ×4 組

☐ 抬腿轉體捲腹 ── ▸ 第 76 頁 ── 30 下 ×3 組

☐ 轉體空中腳踏車 ── ▸ 第 87 頁 ── 30 下 × 4 組

☐ 仰臥抬臀 ── ▸ 第 82 頁 ── 40 下 ×3 組

臀部肌力訓練

☐ 跪姿屈膝抬腿 ── ▸ 第 106 頁 ── 左右腿各 30 下 ×4 組

☐ 跪姿側抬腿 ── ▸ 第 103 頁 ── 左右腿各 30 下 ×4 組

☐ 單腿抬臀 ── ▸ 第 114 頁 ── 左右腿各 20 下 ×4 組，負重 1 公斤

☐ 側抬腿後彎伸展 ── ▸ 第 124 頁 ── 左右腿各 30 下 ×3 組，負重 1 公斤

腿部肌力訓練

☐ 舉重 ── ▸ 第 132 頁 ── 30 下 ×3 組

☐ 早安體前屈 ── ▸ 第 140 頁 ── 20 下 ×4 組，舉槓 6 ～ 8 公斤

☐ 啞鈴弓步蹲 ── ▸ 第 148 頁 ── 左右腿各 20 下 × 4 組，
　　　　　　　　　　　　　　左右手各握舉 6 公斤啞鈴

☐ 登階運動 ── ▸ 第 142 頁 ── 左右腿各 20 下 ×3 組

體型 B・初級

腰部 ・ 伸展訓練

☐ 臀肌拉伸 ── ▸▸ 第 118 頁 ── 左右腿各 30 秒 ×2 組

☐ 小腿後側拉伸 ── ▸▸ 第 160 頁 ── 左右腿各 30 秒 ×2 組

☐ 仰臥下半身旋轉 ── ▸▸ 第 54 頁 ── 左右各 30 秒 ×2 組

腹部肌力訓練

☐ 仰臥起坐 ── ▸▸ 第 72 頁 ── 15 下 ×3 組

☐ 仰臥捲腹 ── ▸▸ 第 64 頁 ── 15 下 ×3 組

☐ 抬腿轉體捲腹 ── ▸▸ 第 76 頁 ── 10 下 ×4 組

☐ 仰臥抬腿 ── ▸▸ 第 79 頁 ── 20 下 ×4 組

臀部肌力訓練

☐ 側躺抬腿 ── ▸▸ 第 94 頁 ── 左右腿各 30 下 ×3 組

☐ 後抬腿伸展 ── ▸▸ 第 120 頁 ── 左右腿各 30 下 ×4 組

☐ 站姿側抬腿伸展 ── ▸▸ 第 122 頁 ── 左右腿各 30 下 ×3 組

☐ 橋式抬臀 ── ▸▸ 第 110 頁 ── 20 下 ×3 組

腿部肌力訓練

☐ 站姿抬膝 ── ▸▸ 第 128 頁 ── 左右腿各 20 下 ×3 組

☐ 背棍深蹲 ── ▸▸ 第 134 頁 ── 20 下 ×2 組

☐ 早安體前屈 ── ▸▸ 第 140 頁 ── 20 下 ×3 組

☐ 踮腳尖瘦小腿 ── ▸▸ 第 156 頁 ── 30 下 ×4 組

體型 B・中級

腰部・伸展訓練

☐ 人面獅身式 ── ▸▸ 第 90 頁 ── 30 ～ 40 秒 ×2 組

☐ 臀肌拉伸 ── ▸▸ 第 118 頁 ── 左右腿各 1 分鐘 ×2 組

☐ 腿後側拉伸 ── ▸▸ 第 116 頁 ── 左右腿各 1 分鐘 ×3 組

腹部肌力訓練

☐ 抬腿捲腹 ── ▸▸ 第 66 頁 ── 30 下 ×4 組

☐ 轉體空中腳踏車 ── ▸▸ 第 87 頁 ── 30 下 ×4 組

☐ 仰臥捲腹 ── ▸▸ 第 64 頁 ── 30 下 ×4 ～ 5 組

☐ 仰臥抬臀 ── ▸▸ 第 82 頁 ── 30 下 ×5 組

☐ 抬腿轉體捲腹 ── ▸▸ 第 76 頁 ── 20 下 ×3 組

臀部肌力訓練

☐ 側躺抬腿 ── ▸▸ 第 94 頁 ── 左右腿各 15 下 ×4 組

☐ 跪姿抬腿 ── ▸▸ 第 100 頁 ── 左右腿各 30 下 ×4 組

☐ 橋式抬臀 ── ▸▸ 第 110 頁 ── 30 下 ×3 組

腿部肌力訓練

☐ 前弓步蹲 ── ▸▸ 第 145 頁 ── 左右腿各 20 下 ×3 組

☐ 登階運動 ── ▸▸ 第 142 頁 ── 左右腿各 20 下 ×3 組

☐ 側弓箭步 ── ▸▸ 第 150 頁 ── 左右各 15 下 ×3 組

☐ 背棍深蹲 ── ▸▸ 第 134 頁 ── 20 下 ×5 組

體型 B・高級

腰部 ・ 伸展訓練

□ 搖擺式腰部伸展 ── ▸▸ 第 52 頁 ── 左右各 20 下 ×4 組

□ 側棒式 ── ▸▸ 第 56 頁 ── 左右各 40 下 ×4 組

□ 站姿腿後側拉伸 ── ▸▸ 第 152 頁 ── 左右腿各 30 ～ 40 秒 ×3 組

□ 板凳腿後側拉伸 ── ▸▸ 第 154 頁 ── 左右腿各 1 分鐘 ×3 組

□ 靜態伸展腰部 ── ▸▸ 第 46 頁 ── 30 秒 ×2 組

腹部肌力訓練

□ 轉體空中腳踏車 ── ▸▸ 第 87 頁 ── 30 下 ×5 組

□ 空中腳踏車 ── ▸▸ 第 84 頁 ── 40 下 ×4 組

□ 抬腿捲腹 ── ▸▸ 第 66 頁 ── 30 下 ×5 組

□ 仰臥捲腹 ── ▸▸ 第 64 頁 ── 30 下 ×4 組

臀部肌力訓練

□ 踩椅抬臀 ── ▸▸ 第 112 頁 ── 30 下 ×4 組

□ 跪姿屈膝抬腿 ── ▸▸ 第 106 頁 ── 左右腿各 20 下 ×4 組

□ 跪姿側抬腿 ── ▸▸ 第 103 頁 ── 左右腿各 30 下 ×4 組

□ 單腿抬臀 ── ▸▸ 第 114 頁 ── 40 下 ×3 組

腿部肌力訓練

□ 啞鈴弓步蹲 ── ▸▸ 第 148 頁 ── 左右腿各 30 下 ×4 組

□ 登階運動 ── ▸▸ 第 142 頁 ── 左右腿各 30 下 ×5 組

□ 舉重 ── ▸▸ 第 132 頁 ── 20 下 ×5 組

□ 背棍深蹲 ── ▸▸ 第 134 頁 ── 20 下 ×4 組

體型 C・初級

腰部 ・ 伸展訓練

☐ 腿後側拉伸 ── ▶▶ 第 116 頁 ── 左右腿各 30 秒 ×2 組

☐ 站姿腿後側拉伸 ── ▶▶ 第 152 頁 ── 左右腿各 30 秒 ×2 組

☐ 小腿後側拉伸 ── ▶▶ 第 160 頁 ── 左右腿各 20 秒 ×2 組

腹部肌力訓練

☐ 仰臥抬腿 ── ▶▶ 第 79 頁 ── 10 下 ×2 組

☐ 空中腳踏車 ── ▶▶ 第 84 頁 ── 15 下 ×2 組

☐ 仰臥捲腹 ── ▶▶ 第 64 頁 ── 10 下 ×2 組

臀部肌力訓練

☐ 側躺抬腿 ── ▶▶ 第 94 頁 ── 左右腿各 10 下 ×2 組

☐ 趴姿抬腿 ── ▶▶ 第 97 頁 ── 左右腿各 15 下 ×2 組

☐ 橋式抬臀 ── ▶▶ 第 110 頁 ── 15 下 ×2 組

☐ 站姿側抬腿伸展 ── ▶▶ 第 122 頁 ── 左右腿各 20 下 ×2 組

腿部肌力訓練

☐ 早安體前屈 ── ▶▶ 第 140 頁 ── 10 下 ×2 組

☐ 踮腳尖瘦小腿 ── ▶▶ 第 156 頁 ── 15 下 ×3 組

☐ 站姿抬膝 ── ▶▶ 第 128 頁 ── 左右腿各 15 下 ×3 組

☐ 寬距深蹲 ── ▶▶ 第 137 頁 ── 10 下 ×2 組

體型 C・中級

腰部 ・ 伸展訓練

☐ 人面獅身式 ── ▸ 第 90 頁 ── 30 至 40 秒 ×3 組

☐ 臀肌拉伸 ── ▸ 第 118 頁 ── 左右腿各 30 秒 ×2 組

☐ 靜態腰部伸展 ── ▸ 第 46 頁 ── 20 秒 ×3 組

☐ 搖擺式腰部伸展 ── ▸ 第 52 頁 ── 左右各 15 下 ×3 組

腹部肌力訓練

☐ 仰臥起坐 ── ▸ 第 72 頁 ── 15 下 ×3 組

☐ 抬腿轉體捲腹 ── ▸ 第 76 頁 ── 20 下 ×3 組

☐ 仰臥抬臀 ── ▸ 第 82 頁 ── 10 下 ×4 組

☐ 仰臥捲腹 ── ▸ 第 64 頁 ── 10 下 ×3 組

臀部肌力訓練

☐ 跪姿屈膝抬腿 ── ▸ 第 106 頁 ── 左右腿各 20 下 ×3 組

☐ 跪姿抬腿 ── ▸ 第 100 頁 ── 左右腿各 15 下 × 3 組

☐ 橋式抬臀 ── ▸ 第 110 頁 ── 30 下 ×2 組

☐ 側抬腿後彎伸展 ── ▸ 第 124 頁 ── 20 下 ×3 組

腿部肌力訓練

☐ 深蹲 ── ▸ 第 130 頁 ── 20 下 ×3 組

☐ 寬距深蹲 ── ▸ 第 137 頁 ── 20 下 ×3 組

☐ 前弓步蹲 ── ▸ 第 145 頁 ── 左右腿各 15 下 ×3 組

☐ 早安體前屈 ── ▸ 第 140 頁 ── 30 下 ×3 組

體型 C・高級

腰部 ・ 伸展訓練

☐ 仰臥下半身旋轉 ── ▸▸ 第 54 頁 ── 左右各 1 分鐘 × 2 組

☐ 站姿腿後側拉伸 ── ▸▸ 第 152 頁 ── 左右腿各 40 秒 × 3 組

☐ 站姿舉棍轉體 ── ▸▸ 第 49 頁 ── 30 下 × 3 組

☐ 游泳式 ── ▸▸ 第 59 頁 ── 30 下 × 3 組

腹部肌力訓練

☐ 抬腿捲腹 ── ▸▸ 第 66 頁 ── 20 下 × 4 組

☐ 仰臥捲腹 ── ▸▸ 第 64 頁 ── 15 下 × 4 組

☐ 抬腿側向捲腹 ── ▸▸ 第 76 頁 ── 30 下 × 4 組

☐ 側棒式 ── ▸▸ 第 56 頁 ── 左右各 30 下 × 3 組

臀部肌力訓練

☐ 踩椅抬臀 ── ▸▸ 第 112 頁 ── 20 下 × 4 組

☐ 跪姿側抬腿 ── ▸▸ 第 103 頁 ── 左右腿各 30 下 × 3 組

☐ 單腿抬臀 ── ▸▸ 第 114 頁 ── 左右腿各 20 下 × 3 組

腿部肌力訓練

☐ 舉重 ── ▸▸ 第 132 頁 ── 12 下 × 4 組

☐ 背棍深蹲 ── ▸▸ 第 134 頁 ── 30 下 × 3 組

☐ 寬距深蹲 ── ▸▸ 第 137 頁 ── 20 下 × 3 組

☐ 登階運動 ── ▸▸ 第 142 頁 ── 左右腿各 30 下 × 3 組

HealthTree
健康樹　健康樹系列 142

緊實曲線訓練圖解

健身教練 × 解剖專家聯手，專攻四大難瘦部位，精準雕塑腰腹臀腿

Belles fesses et ventre plat : Un programme de 12 semaines pour sculpter son corps

作　　者	尚皮耶‧克萊蒙梭、弗雷德里克‧德拉維耶
譯　　者	黃明玲
總 編 輯	何玉美
主　　編	紀欣怡
責任編輯	謝宥融
封面設計	張天薪
版型設計	葉若蒂
內文排版	許貴華

出版發行	采實文化事業股份有限公司
行銷企畫	陳佩宜‧黃于庭‧馮羿勳‧蔡雨庭
業務發行	張世明‧林踏欣‧林坤蓉‧王貞玉‧張惠屏
國際版權	王俐雯‧林冠妤
印務採購	曾玉霞
會計行政	王雅蕙‧李韶婉‧簡佩鈺
法律顧問	第一國際法律事務所　余淑杏律師
電子信箱	acme@acmebook.com.tw
采實官網	www.acmebook.com.tw
采實臉書	www.facebook.com/acmebook01

Ｉ Ｓ Ｂ Ｎ	978-986-507-140-0
定　　價	360 元
初版一刷	2020 年 7 月
劃撥帳號	50148859
劃撥戶名	采實文化事業股份有限公司
	10457 台北市中山區南京東路二段 95 號 9 樓
	電話：（02）2511-9798　　傳真：（02）2571-3298

國家圖書館出版品預行編目資料

腰、腹、臀、腿最強曲線鍛鍊法：3 個月打造馬甲線 &
緊實翹臀！/ 尚皮耶 . 克萊蒙梭 , 弗雷德里克 . 德拉維耶
作 ; 黃明玲譯 . -- 初版 . -- 臺北市 : 采實文化 , 2020.07
176 面 ; 17×23 公分 . -- (健康樹系列 ; 142)
譯自 : Belles fesses et ventre plat : un programme de
12 semaines pour sculpter son corps.
ISBN 978-986-507-140-0(平裝)
1. 健身運動 2. 運動訓練 3. 塑身

411.711　　　　　　　　　　　　　　　109006366

Originally published in French by Éditions Vigot,
Paris, France under the title: Belles fesses et
ventre plat 1 st edition © Éditions Vigot 2011.
Chinese complex translation copyright © ACME
Publishing Co., Ltd. 2020.
Published by arrangement with LEDUC.S
through LEE's Literary Agency.
All rights reserved.